Monthly Book

Medical Rehabilitation

編集企画にあたって………

……療の対象となる患者では有害事象を生じるリスクは高く，有害事……の影響は大きくなりがちである．リハビリテーション治療の効果を最大限……するためには，有害事象を予防することが求められる．リハビリテーション治療に関連する有害事象としては，合併症，事故，医療関連感染が挙げられる．リハビリテーション治療は主として療法士による徒手的な訓練によって提供されるものであり，療法士と患者は近距離で接し，なおかつ接触時間も長時間となる．接触，飛沫，空気感染のすべての経路からの感染リスクがあると考えるべきである．また，リハビリテーション科医も同様に，患者と近距離で長時間接する機会は多い．さらに，療法士は複数の病棟を移動して診療することが多いため，感染を広範囲に伝播する危険性も持っている．このため，リハビリテーション診療の場面では十分な感染対策が必要である．しかし，感染拡大を恐れるあまり積極的なリハビリテーション治療が提供できないことが生じれば，機能改善を損なうことや合併症リスクを増大させるなど，治療成績に悪影響を生じる可能性がある．これらのことから，益と害のバランスを考慮した適度な感染対策を講じることが求められる．

2019 年冬から全世界で新型コロナウイルス感染症（COVID-19）が蔓延し，医療現場も重大な影響を受け続けている．COVID-19 の特徴として，感染力が強いこと，重症化しやすいこと，発症前に感染性を持っていることが挙げられる．医療機関においても集団感染が発生した事例も数多く発生し，地域医療の提供体制に重大な影響を及ぼしている．これらのことから，COVID-19 蔓延期にはリハビリテーション診療の現場においても特別な対応が必要となる．ここでは，手指衛生をはじめとする予防策をすべての医療職が確実に遵守することが求められる．しかし，手指衛生の遵守率は必ずしも高いものではなかった．これには，手指衛生をするための時間的ゆとりがない，環境や備品の整備が行き届いていない，など様々な事情があったものと予想される．この度の COVID-19 蔓延を通じて，今まで以上に感染管理に関するガイドラインや指針などの整備が進んだものと考えられる．また，一般の医療職も感染対策に対する関心を持ち，医療機関の管理部門も感染対策に注力するような変化があったものと予想される．

2023 年 6 月現在，COVID-19 は一定の落ち着きを見せつつあるようであるが，今後も再拡大することや，別の新興・再興感染症が蔓延するリスクはあると考える必要がある．各医療機関には，現在の感染管理対策の維持・改善の取り組みを継続することが求められる．本特集では，COVID-19 蔓延に影響された 3 年間で我々が学んだこと，今後取り組むべきことなどを解説する．本書が安全で質の高いリハビリテーション診療体制の構築の一助となれば幸いである．

2023 年 6 月
宮越浩一

Key Words Index

Writers File

ライターズファイル（50音順）

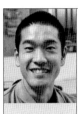

池田一樹
（いけだ かずき）

2007 年	福井医療技術専門学校卒業 亀田総合病院リハビリテーション室
2019 年	南房総市立富山国保病院リハビリテーション室
2021 年	亀田総合病院リハビリテーション室，副室長

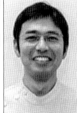

笹沼直樹
（ささぬま なおき）

2000 年	京都大学医療技術短期大学部理学療法学科卒業 兵庫医科大学リハビリテーションセンター
2015 年	同大学医療人育成センター
2016 年	同大学大学院医学研究科医科学専攻高次神経制御系リハビリテーション科学博士課程修了
2020 年	同大学病院リハビリテーション技術部

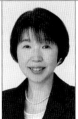

藤谷順子
（ふじたに じゅんこ）

1987 年	筑波大学卒業 東京医科歯科大学神経内科
1989 年	東京大学医学部附属病院リハビリテーション部
1990 年	国立療養所東京病院
1992 年	埼玉医科大学
1993 年	東京都リハビリテーション病院
1996 年	オランダ遊学 東京大学医学部附属病院リハビリテーション部
1999 年	東京都リハビリテーション病院
2002 年	国立国際医療研究センター病院リハビリテーション科，医長

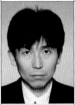

今井由里恵
（いまい ゆりえ）

2011 年	熊本大学医学部卒業 医療法人鉄蕉会亀田総合病院卒後研修センター初期研修医
2013 年	同病院リハビリテーション科
2018 年	埼玉県総合リハビリテーションセンターリハビリテーション科，医員
2020 年	同，医長

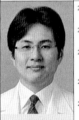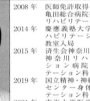

佐藤健三
（さとう けんぞう）

1993 年	医療法人新松田会高知医療学院リハビリテーション学科卒業 社会福祉法人近森会理学療法科
1997 年	社会福祉法人土佐厚生会身体障害者療護施設国府寮
1998 年	社会医療法人近森会訪問看護ステーションちかもり
2000 年	介護支援専門員取得
2001 年	学校法人仏教大学社会学部社会福祉学科卒業
2003 年	新松田会高知医療学院理学療法学科，非常勤講師兼務
2006 年	社会医療法人近森会訪問看護ステーションちかもり，主任
2016 年	一般社団法人日本訪問リハビリテーション協会，理事

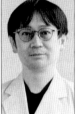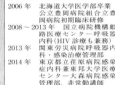

三村一行
（みむら かずゆき）

2006 年	北海道大学医学部卒業 公立豊岡病院組合立豊岡病院初期臨床研修
2008～2013 年	国立病院機構姫路医療センター呼吸器内科（HIV 診療も兼務）
2013 年	関東労災病院呼吸器内科
2014 年	東京都立荏原病院感染症内科兼東邦大学医療センター大森病院感染管理部
2015 年	東邦大学医学部大学院入学（微生物・感染症学講座）
2019 年	埼玉医科大学総合医療センター総合診療内科・感染症科，診療副部長／教育主任／助教
2020 年	同，講師

小林　毅
（こばやし たけし）

1986 年	信州大学医療技術短期大学部卒業帝京大学医学部附属市原病院
1990 年	長野県厚生連リハビリテーション鹿教湯病院
1991 年	帝京大学医学部附属市原病院，副主任
1994 年	学校法人諏訪学園（1995 年山形医療技術専門学校）
1998 年	帝京大学医学部附属病院，主任／係長
2005 年	国際医療福祉大学三田病院，室長
2007 年	千葉県健康福祉部，副主幹
2009 年	千葉県立保健医療大学健康科学部リハビリテーション学科作業療法学専攻，准教授
2016 年	厚生労働省老健局高齢者支援課，福祉用具・住宅改修指導官／介護ロボット普及推進官
2018 年	日本医療科学大学保健医療学部リハビリテーション学科作業療法学専攻，教授
2020 年	

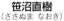

西田大輔
（にしだ だいすけ）

2008 年	医師免許取得 亀田総合病院神経内科・リハビリテーション科
2014 年	慶應義塾大学医学部リハビリテーション医学教室入局
2015 年	済生会神奈川県病院／東神奈川リハビリテーション病院リハビリテーション科 国立精神・神経医療研究センター身体リハビリテーション科
2021 年	東海大学医学部専門診療学系リハビリテーション科学，講師
2023 年	国立精神・神経医療研究センター身体リハビリテーション科，医長

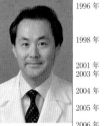

宮越浩一
（みやこし こういち）

1996 年	岡山大学卒業 同大学整形外科入局 岡山労災病院臨床研修医
1998 年	公立雲南総合病院整形外科・リハビリテーション科
2001 年	国立岩国病院整形外科
2003 年	第二岡本総合病院リハビリテーション科，医長
2004 年	兵庫医科大学リハビリテーション医学，助手
2005 年	亀田リハビリテーション病院，副院長
2006 年	亀田総合病院リハビリテーション科，部長

Contents

コロナ禍の経験から得た感染症対策

編集企画／亀田総合病院部長　宮越浩一

Monthly Book

MEDICAL REHABILITATION No. 290/2023.7 目次

編集主幹／宮野佐年　水間正澄

読んでいただきたい文献紹介

　序文で述べたように，リハビリテーション治療の効果を最大限に発揮するためには，有害事象対策が必要である．日本リハビリテーション医学会では，有害事象を予防し，有害事象が発生した際の影響を最小限とすることで，リハビリテーション治療による効果を最大限にすることを目的として，「リハビリテーション医療における安全管理・推進のためのガイドライン第2版」[1]を2018年に発行した．この中では，有害事象対策として，合併症，事故，医療関連感染の3つがトピックとして挙げられている．「リハビリテーション医療における安全管理・推進のためのガイドライン第2版」には，一般的な医療関連感染対策がトピックとして盛り込まれたものの，その後に感染拡大したCOVID-19は感染拡大様式などが特徴的であり，特別な対策が必要と考えられた．このため，日本リハビリテーション医学会では，その追補版となる「感染対策指針(COVID-19含む)」[2]を発行した．ここではCOVID-19のみでなく，その他の新興・再興感染症に関する記述もなされている．これらのガイドラインや指針の策定にあたっては，日本リハビリテーション医学会のみでなく，関連する学協会も参加している．

　その他，COVID-19に特化したものとしては，厚生労働省が中心となって発行した，「新型コロナウイルス感染症COVID-19診療の手引き」[3]が挙げられる．COVID-19に関連する最新の状況や診断・治療に関する情報が記述されており，エビデンスの蓄積状況に応じてアップデートされたものである．また日本環境感染学会は，「医療機関における新型コロナウイルス感染症への対応ガイド」[4]を発行しており，医療機関内での感染対策に関する具体的な対応方法をとりまとめている．単行書籍としては，「Dr.岡の感染症ディスカバリーレクチャー　新型コロナウイルス　COVID-19特講」[5]がCOVID-19の特徴や診断・治療に関する知識を診療現場で活用しやすいようにまとめている．

　感染対策は全ての医療職が，標準予防策や感染症ごとに必要な経路別予防策に関する知識を持ち，必要な手順を遵守することが基本となる．これらの文献で知識をアップデートし続けることで，質の高いリハビリテーション診療につなげていただきたいと考える．

1) リハビリテーション医療における安全管理・推進のためのガイドライン策定委員会：リハビリテーション医療における安全管理・推進のためのガイドライン第2版，診断と治療社，2018.
2) 日本リハビリテーション医学会感染対策指針(COVID-19含む)策定委員会：感染対策指針(COVID-19含む)，2022.
〔https://www.jarm.or.jp/guideline/index.html〕
3) 厚生労働省診療の手引き検討委員会：新型コロナウイルス感染症COVID-19診療の手引き第9.0版.
〔https://www.mhlw.go.jp/content/000936655.pdf〕
4) 日本環境感染学会：医療機関における新型コロナウイルス感染症への対応ガイド　第5版，2023.
〔http://www.kankyokansen.org/modules/news/index.php?content_id=490〕
5) 岡　秀昭：Dr. 岡の感染症ディスカバリーレクチャー　新型コロナウイルス　COVID-19特講2023，中外医学社，2023.

（宮越浩一）

MB Med Reha **No.290**：**1-5**, 2023

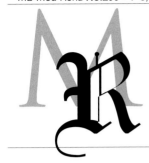

特集／コロナ禍の経験から得た感染症対策

COVID-19 の特徴

三村一行*1　岡　秀昭*2

Abstract　2019年12月に初めて報告されたコロナウイルス感染症2019(COVID-19)が2022年12月末でも猛威を振るっており，本邦においてはインフルエンザとの同時流行も懸念されている．本稿では風邪(感冒)，インフルエンザ，COVID-19患者の特徴をまずは述べる．新型コロナウイルスにおいては変異ウイルスの出現やワクチン接種率向上などの結果，風邪(感冒)やインフルエンザ，COVID-19との鑑別が困難になっている．しかし，これら気道疾患の鑑別が困難であったとしても感染経路は飛沫感染が中心で同じである．よって患者が気道症状を呈している場合には，速やかに適切な感染対策を実施することがまずは重要である．そのうえでCOVID-19もしくはインフルエンザに感染する可能性が高い患者の中で，合併症や重症化リスクを予防するための抗ウイルス薬の適応がある患者を専門医師の診察につなげることが推奨される．

Key words　風邪／感冒(common cold)，インフルエンザ(influenza)，コロナウイルス感染症2019(COVID-19)

はじめに

2019年12月に初めて報告された重症急性呼吸器症候群コロナウイルス-2(SARS-CoV-2)によるコロナウイルス感染症2019(COVID-19)は，2020年1月30日に世界保健機関(WHO)から「国際的に懸念される公衆衛生上の緊急事態」と宣言された．その後も世界的な感染拡大を続け，本邦においても2022年12月末日でおよそ2,800万人の感染者，55,000人以上の死者を出している．読者の皆様も勤務されている職場や家庭内でのクラスターを経験された方々は多いものと推測されるが，病院内や介護施設，社会などの中において感染症流行の規模を規定する因子は，以下に述べるDOTS(D：duration，O：opportunity，T：transmission probability，S：susceptibility)に集約さ

れる[1]．

① D：duration

ウイルス排出期間を指し，抗ウイルス薬によってこの期間を短縮できる可能性がある．

② O：opportunity

ヒトなどの感受性宿主とウイルスとの接触機会を指す．人流抑制や感染者の隔離，医療機関内でのゾーニング，濃厚接触者の自宅待機などが，この削減効果を目的とした対策である．

③ T：transmission probability

感染者と接触した際にウイルスが伝播する確率を指す．飛沫感染対策としてのphysical distancingやマスクやフェイスシールド／アイゴーグル着用，接触感染予防策としての手指消毒，エアロゾル感染対策としての換気などがこの削減を狙った対策である．

*1 Kazuyuki MIMURA, 〒350-8550 埼玉県川越市鴨田1981 埼玉医科大学総合医療センター総合診療内科・感染症科，講師
*2 Hideaki OKA, 同，教授

表 1. 風邪（感冒）の原因微生物

ウイルス	頻度
ライノウイルス	30〜50%
コロナウイルス	10〜15%
インフルエンザウイルス	5〜15%
RS ウイルス	5%
パラインフルエンザウイルス	5%
アデノウイルス	<5%
エンテロウイルス	<5%
ヒトメタニューモウイルス	不明
不明	20〜30%

④ S：susceptibility

ウイルスに曝露された際の感受性（感染リスク）集団の低減を指す．ワクチン接種を受けることによって，効果の持続期間は限定的ではあるものの感受性の低下が期待できる．

日常業務においてリハビリテーション従事者は長時間患者と接触することが多い．そのような業務特性の中で感染リスクを低下させるには，上記DOTS の中でも特に OTS 対策が重要である．しかし，2022 年になり本邦を含めて各国の感染対策が緩和されていることや変異ウイルスの出現によってワクチンによる感染予防効果も低下，時限的なものとなっており，Ｏ や Ｓ の効果は低下している．以上を踏まえると，今後は Ｔ への対策（標準予防策および感染経路別対策）がますます重要になってくるが，リハビリテーション中，常に個人防護具を着用して対応することも現実的ではない．よって，本稿では COVID-19 の特徴をインフルエンザウイルス感染や風邪コロナウイルス感染と比較することによって，COVID-19 感染者である可能性を早期に見抜き，速やかに適切な感染対策や治療へつなげるための要点をお伝えしたい．

風邪コロナウイルスによる風邪（感冒）の特徴

「風邪（感冒）」は明確に定義されている訳ではなく，狭義の「急性上気道感染症」から広義の「上気道から下気道感染症」まで様々な意味を含有しており，医師と患者の間でもその捉え方は様々である[2]．一般には，鼻症状（鼻汁・鼻閉），咽頭症状（咽頭痛・嚥下時痛）および下気道症状（咳嗽・喀痰）という 3 領域にわたる症状が，「急性に」「同時期に」「同程度に」存在する病態が「風邪（感冒）」である．「風邪（感冒）」の原因微生物のほとんどがウイルスとされており，新型コロナウイルス出現前まではライノウイルスが最も多く，次いでコロナウイルス（severe acute respiratory syndrome coronavirus 2：SARS-CoV-2 とは異なる種類で，いわゆる風邪コロナウイルス），インフルエンザウイルス，RS ウイルス，パラインフルエンザウイルスなどが続く（表 1）[3]．

風邪診療において注意することは，患者が「風邪を引いた」と来院した場合でも実際は全く別の疾患であったという症例が経験されることである．これは気道症状だけでなく，急性の発熱や倦怠感を含む種々の体調不良を「風邪」と認識する患者が少なくないことが原因と考えられる[4]．よって，「風邪（感冒）」を正確に診断するためのコツは，まず気道症状（鼻症状，咽頭症状，下気道症状）がはっきりと存在することを確認したうえで，これら 3 領域の症状が「急性に」「同時期に」「同程度に」存在しているかを詳細な病歴聴取によって定量的に評価することである．

インフルエンザの特徴

インフルエンザは A 型または B 型インフルエンザウイルスによって引き起こされる急性呼吸器疾患である．流行期に関しては，非熱帯地域では季節性があり毎年冬季に流行を繰り返すが，熱帯地域では雨季を中心とするものの季節性はあまりない[5]．よって日本が夏季であったとしても，冬季である南半球のオーストラリアやニュージーランドなどの国々，東南アジアや南米などの熱帯地域の国々からの渡航者が来日後すぐに発熱などの体調不良を訴えた場合にはインフルエンザを考慮する必要がある．

インフルエンザ流行期の日本居住者や流行地域からの渡航者にインフルエンザに矛盾しない症状（発熱＋咳嗽＋α）がある場合は約 80％の確率でインフルエンザであったという既報がある[6]．インフルエンザは風邪（感冒）とは異なり，気道症状はあるものの急激な発熱や筋肉痛，関節痛，倦怠感などの全身症状が目立つ形で発症する[7]．特に全身症状に関しては洗濯や料理ができない，ベッド上から起き上がれないなど日常生活に支障をきたしやすい[8]．また気道症状に関しては咳嗽が最多の症状であり，発熱時に咳嗽が全くないインフルエンザは珍しい[9]．そして身体所見で有用なのが咽頭後壁にできる「イクラ」様のリンパ濾胞であり，感度 95〜100％，特異度 91〜100％という報告からもインフルエンザ流行期に同リンパ濾胞を認めた場合にはインフルエンザを示唆する有用な所見となる[10]．一方でインフルエンザ迅速抗原検査キットの感度は約 60％，特異度は約 98％と言われている[11]．つまり，インフルエンザであっても約 3 人に 1 人は迅速抗原検査が陰性の可能性があるため，検査ベースで入院前スクリーニングや診断を行うのではなく，「インフルエンザを想起する患者背景（地域流行歴や接触歴，渡航歴など），臨床経過や症状（全身症状が目立つ急激な発症と咳嗽）」をいかに捉えるかがインフルエンザを見逃さないためには重要である．

COVID-19 の特徴について

COVID-19 は，発熱や気道症状以外にも消化器症状や皮膚症状，凝固異常・血管内皮障害，小児においては川崎病に類似した症候群を発症することもわかっており，呼吸器疾患というよりも全身性疾患の特徴を持っている[12)〜17]．その中でも当初より COVID-19 に特徴的な症状として認識されていたものが「嗅覚・味覚障害」と「happy hypoxemia」である．本邦における単施設での後方コホート研究では，COVID-19 と診断がついた患者と COVID-19 以外の診断がついた患者との比較において嗅覚障害または味覚障害の割合は 33％

と 5％であり，COVID-19 患者により多く認められている[18]．インフルエンザとの比較においても嗅覚障害（53％ vs 17％），味覚障害（49％ vs 20％）ともに COVID-19 患者に多く認められた[19]．よって嗅覚・味覚障害に関しては感度が低いことから COVID-19 のスクリーニングや除外診断には有用でないものの，特異度は高いことから同症状を認めた場合には COVID-19 を示唆する有用な所見となる．

次に「happy hypoxemia」は呼吸困難の訴えがなくても著明な低酸素血症を呈していることである．風邪（感冒）で酸素化が悪化することは通常ないことから，風邪（感冒）症状を呈している患者に低酸素血症を認めた場合には，COVID-19 を示唆する有用な所見であるとともに予後不良の徴候である[20]．

しかし，新型コロナウイルス出現後に様々な変異ウイルスが出現し，その際に流行している変異ウイルスの性質によって症状の傾向に変化を生じていることには注意する必要がある．まず第 1 波や第 2 波の頃は肺炎を生じる頻度が高かったために，発熱や咳嗽が症状の中心であり，鼻汁や咽頭痛などの上気道症状については 6〜20％とそれほど頻度の高い症状ではなかった[21]．しかし，デルタ株が流行した第 5 波では頭痛や嘔吐，下痢などの消化器症状が目立つ症例も多く経験した．そして，オミクロン株による COVID-19 の症状では鼻汁や咽頭痛などの上気道症状の頻度が高く，嗅覚・味覚障害の頻度が低くなっている[22]．さらに，変異に伴うウイルスの性質変化やワクチン接種の普及などによって見た目の病原性が低下しており，従来株やデルタ株が流行していた際に認められたウイルス性肺炎を呈する患者が少なくなった．結果として happy hypoxemia を呈する患者も少なくなっており，ワクチン接種者がオミクロン株感染後に低酸素血症を呈した場合には，むしろ細菌性肺炎の合併を疑う必要がある．

よって，新型コロナウイルス出現当初は COVID-19 患者に特徴的と考えられていた嗅覚・

表 2. インフルエンザ合併症の高リスク患者

- 5 歳未満, 特に 2 歳未満の小児

- 50 歳以上の者

- 妊婦

- 介護福祉施設の入居者

- 慢性肺疾患(喘息を含む), 慢性心血管疾患(高血圧を除く), 慢性肝疾患, 慢性腎疾患, 代謝性疾患(糖尿病を含む), 血液疾患, 神経疾患・神経発達障害の患者など

- 病的肥満者(BMI 40 以上)

- ステロイドなどの免疫抑制薬使用者, HIV 感染症などによる免疫抑制状態の者

- アスピリンやサリチル酸を含む薬を服用しており, インフルエンザ罹患後にライ症候群を発症するリスクのある生後 6 か月から 18 歳までの者
  米国先住民, アラスカ原住民

表 3. COVID-19 重症化の高リスク患者

• 65 歳以上の高齢者	• 脳血管疾患
• 悪性腫瘍	• 肥満(BMI 30 以上)
• 慢性呼吸器疾患(COPD など)	• 喫煙
• 慢性腎臓病	• 固形臓器移植後の免疫不全
• 糖尿病	• 妊娠後半期
• 高血圧	• 免疫抑制・調整薬の使用
• 脂質異常症	• HIV 感染症(特に CD4<200/μL)
• 心血管疾患	

味覚障害や happy hypoxemia を認めることがオミクロン株による COVID-19 患者に認めることは極めて少なくなる一方で, 鼻汁や咽頭痛などの上気道炎症状が目立つ患者が大半を占めるようになった. 結果として症状のみで風邪(感冒)やインフルエンザと COVID-19 を鑑別することは極めて難しい状況になっている.

コロナ禍において適切な対応(感染対策, 診断・治療)へつなぐために必要なこと

これまで, 風邪(感冒), インフルエンザおよび COVID-19 の特徴について概説してきたが, 結論から述べると症状からこれら 3 疾患を鑑別することは極めて困難である. 全身症状と咳嗽が目立てばインフルエンザを, 嗅覚・味覚障害や happy hypoxemia があれば COVID-19 の可能性をより疑うものの, インフルエンザも新型コロナウイルスも風邪コロナと同様に風邪(感冒)症状を呈する. だからと言って風邪(感冒)症状を呈するすべての患者にインフルエンザや新型コロナウイルス

検査を行ったとしても, 検査感度の問題から見逃しをなくすことは難しい. しかし, インフルエンザも新型コロナウイルスも風邪コロナもすべて飛沫感染が感染経路の中心である. よって, リハビリテーション開始前に患者(リハビリテーション対象者)が鼻汁, 咽頭痛, 咳嗽などの気道症状を呈しているかどうかを問診し, 気道症状を伴う場合には速やかに感染対策(特に飛沫感染対策)を実施することがまずは重要である. そのうえで, 新型コロナウイルスもしくはインフルエンザに感染する可能性が高い患者(地域内で流行している, 海外を含む流行地域への渡航歴がある, など)で, さらに合併症や重症化リスクが高い患者背景(**表 2, 3**)[23]がある場合には, 抗ウイルス薬の投与につなげるために, 専門医師の診察につなげることが推奨される.

文 献

1) Kucharski A : Panics and pandemics. The rules

of contagion, Why things spread—why they stop. Welcome collection, 43-86, London, 2020.

2）松村榮久ほか：風邪症候群急性呼吸器感染症 用語の統一と抗菌薬の適正使用のために 定義に関するアンケート結果(1). 内科医会誌, **15**：217-221, 2003.

3）Heikkinen, Järvinen A：The common cold. *Lancet*, **361**(9351)：51-59, 2003.
　Summary 風邪(感冒)に関する総説であり, 風邪診療を行ううえで必読の文献.

4）田坂佳千："かぜ"症候群の病型と鑑別疾患. 今日の治療, **13**(12)：17-21, 2005.

5）Centers for Disease Control and Prevention：Flu Season.〔https://www.cdc.gov/flu/about/season/flu-season.htm〕

6）Monto AS, et al：Clinical signs and symptoms predicting influenza infection. *Arch Intern Med*, **160**(21)：3243-3247, 2000.
　Summary インフルエンザの諸症状を非インフルエンザ疾患と比較した文献であり, インフルエンザの特徴を理解しやすい.

7）Centers for Disease Control and Prevention：Influenza(flu)Cold Versus Flu.〔https://www.cdc.gov/flu/symptoms/coldflu.htm〕

8）Nicholson KG, et al：Acute viral infections of upper respiratory tract in elderly people living in the community：comparative, prospective, population based study of disease burden. *BMJ*, **315**(7115)：1060-1064, 1997.

9）Maita H, et al：Self-diagnosis of seasonal influenza in a rural primary care setting in Japan：A cross sectional observational study. *PLoS One*, **13**(5)：e0197163, 2018.

10）Miyamoto A, et al：Posterior pharyngeal wall follicles as early diagnostic marker for influenza. *Gen Med*, **12**(2)：51-60, 2011.

11）Chartrand C, et al：Accuracy of rapid influenza diagnostic tests：a meta-analysis. *Ann Intern Med*, **156**(7)：500-511, 2012.

12）Huang C, et al：Clinical features of patients infected with 2019 novel coronavirus in Wuhan, China. *Lancet*, **395**(10223)：497-506, 2020.

13）Wang D, et al：Clinical characteristics of 138 hospitalized patients with 2019 novel coronavirus-infected pneumonia in Wuhan, China. *JAMA*, **323**(11)：1061-1069, 2020.

14）Jin X, et al：Epidemiological, clinical and virological characteristics of 74 cases of coronavirus-infected disease 2019(COVID-19)with gastrointestinal symptoms. *Gut*, **69**(6)：1002-1009, 2020.

15）Genovese G, et al：Skin manifestations associated with COVID-19：Current knowledge and future perspectives. *Dermatology*, **237**(1)：1-12, 2021.

16）Malas MB, et al：Thromboembolism risk of COVID-19 is high and associated with a higher risk of mortality：A systematic review and meta-analysis. *EClinicalMedicine*, **29**：100639, 2020.

17）Verdoni L, et al：An outbreak of severe Kawasaki-like disease at the Italian epicentre of the SARS-CoV-2 epidemic：an observational cohort study. *Lancet*, **395**(10239)：1771-1778, 2020.

18）Kurihara S, et al：Prevalence of COVID-19 mimics in the Emergency Department. *Intern Med*, **60**(19)：3087-3092, 2021.

19）Zayet S, et al：Clinical features of COVID-19 and influenza：a comparative study on Nord Franche-Comte cluster. *Microbes Infect*, **22**(9)：481-488, 2020.

20）Brouqui P, et al：Asymptomatic hypoxia in COVID-19 is associated with poor outcome. *Int J Infect Dis*, **102**：233-238, 2021.

21）第47回新型コロナウイルス感染症対策アドバイザリーボード(令和3年8月11日)：資料2-5 HER-SYS データに基づく報告.

22）CDC：Coronavirus Disease 2019 Case Surveillance—United States, January 22-May 30, 2020.〔https://www.cdc.gov/mmwr/volumes/69/wr/mm6924e2.htm〕

23）厚生労働省：新型コロナウイルス感染症 COVID-19診療の手引き 第8.1版.〔https://www.mhlw.go.jp/content/000936655.pdf〕
　Summary 情報のアップデートが頻回な COVID-19 の二次資料の1つとして有用である.

新刊

詳しくはこちら！

睡眠環境学入門

監修　日本睡眠環境学会
編集　日本睡眠環境学会睡眠教育委員会

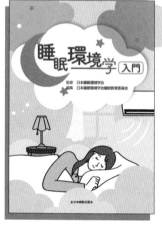

睡眠改善・研究に携わる睡眠のエキスパートから寝具メーカーに従事されている研究者まで、幅広い豪華執筆陣による最新の詳細な実験・調査分析結果や、良い眠りのためのノウハウが凝縮されています。

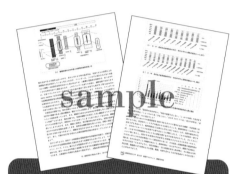

sample

睡眠のスペシャリスト「睡眠環境・寝具指導士」を目指す方にとってもオススメの一冊です！

睡眠不足大国である日本が、
質の高い睡眠をとり
well−being 向上を目指すために
正しい睡眠の知識を学べる入門書！

2023 年 6 月発行　B5 判 270 頁
定価 3,850 円（本体価格 3,500 円＋税）

CONTENTS

全日本病院出版会　〒113-0033　東京都文京区本郷 3-16-4　Tel:03-5689-5989
www.zenniti.com　　　　　　　　　　　　　　　　　Fax:03-5689-8030

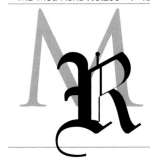

特集／コロナ禍の経験から得た感染症対策

医療感染関連ガイドライン・指針の活用方法

宮越浩一*

Abstract リハビリテーション治療の効果を最大限に発揮するためには，有害事象を予防することが求められる．リハビリテーション治療に関連する有害事象としては，合併症，事故，医療関連感染が挙げられる．リハビリテーション診療は医療関連感染のリスクが高い医療行為であり，十分な感染対策が必要である．2019年冬から全世界で新型コロナウィルス感染症(COVID-19)が蔓延しているが，これに対しては特別な対応が求められる．関連するガイドラインや指針が発行されているので，参考とするべきである．そして医療機関ごとに，理解しやすく使いやすいマニュアルを整備することが望ましい．感染対策は職員全員が感染に対する正しい知識を持ち，適切な手順を遵守することが必要である．それが確実に実施されるためのシステム構築が重要となる．ここではマニュアル整備や教育などのストラクチャーのみでなく，プロセス管理も重要となる．

Key words 感染対策(infection control)，新型コロナウィルス感染症(COVID-19)，ガイドライン(guidelines)，システム構築(system construction)

はじめに

リハビリテーション治療の効果を最大限に発揮するためには，有害事象を予防することが求められる．リハビリテーション治療に関連する有害事象としては，合併症，事故，医療関連感染が挙げられる．リハビリテーション治療は主として療法士による徒手的な訓練によって提供されるものである．療法士と患者は近距離で接し，なおかつ接触時間も長時間となる．接触，飛沫，空気感染のすべての経路からの感染リスクにさらされており，療法士が感染を媒介する危険性がある．また，リハビリテーション科医も同様に，患者と近距離で長時間接する機会は多い．このため，リハビリテーション診療の場面では十分な感染対策が必要である．

2019年冬から全世界で新型コロナウィルス感染症(COVID-19)が蔓延し，医療業界も重大な影響を受けている．COVID-19の特徴として，感染力が強いこと，発症前に感染性を持っていることが挙げられる．特に発症前に感染性があることが，感染拡大の抑止を困難なものとしている．実際に医療機関においても集団感染が発生した事例も発生している．このような特徴から，COVID-19蔓延期にはリハビリテーション診療の現場においても特別な対応が必要となる．COVID-19に関しては国内外の関連学協会から様々なガイドラインや指針が発行されている．本稿ではこれらのガイドラインや指針の一般診療現場での活用方法について解説する．

* Koichi MIYAKOSHI，〒296-8602 千葉県鴨川市東町929 亀田総合病院リハビリテーション科，部長

表 1. 手指衛生が遵守できない要因[2]

個人の要因	• 肌荒れや乾燥
	• 知識や理解の不足
	• 患者との人間関係
システムの要因	• 設備や物品の不足
	• 教育の不足
	• 人員の不足・多忙

(文献 2 より)

標準予防策の遵守状況

　感染対策には全患者を対象とする標準予防策と，特定の感染症や保菌がある場合に実施される経路別感染対策がある．この標準予防策で最も基本的なものは手指衛生である．医療従事者として，手指衛生の必要性を知らないことはあり得ないと考えられるが，実際の医療現場での遵守率は高くはない．手指衛生(hand hygiene)のキーワードで MEDLINE にて検索を行うと非常に多くの文献が抽出される．それらの文献の中では介入前の手指衛生の遵守率は 30～50%程度のものが多く見受けられる．手指衛生に関するシステマティックレビューでは手指衛生遵守率の中央値は 40%程度としている[1]．状況を改善するためには，手指衛生の遵守ができない原因を考える必要がある．個人の要因とシステムの要因の 2 つが考えられる(**表1**)[2]．

医療関連感染に関連するガイドラインや指針

　近年では EBM が普及し，様々な診療ガイドラインが発行され，定期的に改訂も行われている．それらは web サイトに掲載されるなど，活用しやすいような形態で配布されている．

　質の高いガイドライン作成のため，Minds が各種資料を発行していることも，それを支援している．これらの進歩により，各医療機関での診療品質の向上に大きく貢献している．

　医療関連感染に関するガイドラインや指針も国内外から数多く発行されている．海外のものとしては，WHO や CDC が発行するものが代表的であり，日本国内のものとしては，日本感染症学会や日本環境感染学会からも関連するガイドラインや指針が発行されている．このほかに，病原微生物別のガイドラインなど，非常に多くのガイドラインが発行されている．

　日本リハビリテーション医学会では 2006 年に，リハビリテーション医療における安全管理・推進のためのガイドラインを刊行し，その後 2018 年に改訂第 2 版[3]として大きな改訂が行われた．この改訂第 2 版のトピックとして，合併症や事故のほかに医療関連感染対策も盛り込まれた．内容としては，標準予防策および経路別予防策がクリニカルクエスチョンとして挙げられている．推奨文の策定にあたっては，医療関連感染に関わる他のガイドラインとの整合性も考慮されており，臨床現場で使用しやすいものとされている．

　前述したような COVID-19 の特徴から，リハビリテーション医療における安全管理・推進のためのガイドライン第 2 版に記述された医療関連感染対策のみでは十分とは言えない部分があると考えられた．このため，日本リハビリテーション医学会診療ガイドライン委員会では，追補版として，日本リハビリテーション医学会感染対策指針(COVID-19 含む)[4]の策定を進めることとした．この指針の策定にあたっては，日本感染症学会の専門医など，感染症の専門家の協力も得て作業を進めた．当時は十分なエビデンスがないものと予想されたため，「診療ガイドライン」とはせず，「指針」と表記することとした．また，感染拡大の状況を鑑みて，作成は短期間で進めることとした．関連するガイドラインと乖離があることで，現場での対応が混乱しないよう配慮した．2022 年に完成し，PDF 版がリハビリテーション医学会 web サイトに掲載されている．

　その他，COVID-19 に関連するガイドラインや指針としては，新型コロナウイルス感染症(COVID-19)診療の手引き(診療の手引き検討委員会)[5]，新型コロナウィルス感染症に対する感染

表 2. 感染管理におけるシステム[2]

ストラクチャー	・組織・体制の整備 　感染管理委員会の構成 　マニュアル作成 　教育プログラム ・環境整備 　設備や物品の整備 　経路別予防策が必要な患者の識別
プロセス	・手指衛生や経路別予防策の遵守率 ・遵守率のモニタリングとフィードバック
アウトカム	・院内感染サーベイランス 　院内感染の発生件数 ・医療コスト ・在院日数

(文献2より)

管理(国立感染症研究所, 国立国際医療センター国際感染症センター)[6], 日本医学会連合 COVID-19 expert opinion 第3版(日本医学会連合)[7], 医療機関における新型コロナウイルス感染症への対応ガイド(日本環境感染学会)[8]などがあり, 参考とするべきである.

感染管理に対するシステム構築

エビデンスに基づいた感染対策のためには, 関連するガイドラインや指針の最新版を遵守することが求められる. しかし前述したように, これらは数多く, 定期的にアップデートもされており, すべてを網羅することは困難である. ガイドラインを一般的な診療現場で使えるものとするためには, これらの知見に基づいて個々の医療機関の特徴に応じた感染管理マニュアルを作成することが必要である. そして整備された感染管理マニュアルが実行されるシステムを構築することが必要となる. 医療機関のシステムは, ストラクチャー, プロセス, アウトカムという3つの側面で考えることができる[9].

ストラクチャーは医療提供の構造であり, 組織・体制, 設備, 職員構成などである. プロセスは診療の内容や過程であり, 望ましいアウトカムをもたらす可能性が高い診療が行われているかどうか, ということである. アウトカムは診療の結果であり, 治療成績や在院日数などが該当する. これを感染対策に置き換えてみると(表2)[2]のよ

うになると考えられる.

ストラクチャーは評価が容易であることと, 病院機能評価などでの評価対象となることから, 整備ができている医療機関が多いものと思われる. またアウトカムについては院内の感染管理委員会が機能している医療機関においては評価ができているものと考えられる.

ここで課題となるのが, プロセス管理である. 感染管理において望ましいアウトカムをもたらす可能性が高い診療行為とは, 手指衛生や経路別予防策の実施であると考えられる. しかし前述したようにその遵守率は著しく低いものである. ここが感染管理のシステム構築を進めるうえで, 最も重要な部分となる. ここでは徹底したプロセス管理が必要となる.

当院における感染対策

当院では品質管理に力を入れており, 外部審査も積極的に活用している[10]. 2000年に International Organization for Standardization(ISO) 9001認証を取得し, 2009年に日本初の Joint Commission International(JCI)認証を受けている.

ISOには多くの種類があるが, ISO9001は品質マネジメント規格であり, 顧客満足の向上を目指し, 顧客の要求するサービスを提供するため, 継続的にマネジメントシステムを改善し続けることを目指すものである. 品質保証のための基本的な枠組みは定められているものの, 様々な産業に対

表 3. JCI における感染関連ガイドラインの確認事項

- 病院は，エビデンスに基づく最新の手指衛生ガイドラインを採用している

- 病院は，手指衛生プログラムを病院全体で実践している

- 手洗いおよび手指衛生手順は，手指衛生ガイドラインにのっとり，病院全体で実践されている

応するため，詳細なルールは業務内容や組織の規模に応じて柔軟に対応できるものとなっている．ISO9001 で重点が置かれることはプロセスのマニュアル化と継続的改善が実行されているかである．これらは主に部署単位で縦割り的に評価が実施される．ISO9001 では外部審査のみでなく，組織内の職員による内部監査も定期的に実施される．これにより，審査の時だけでなく，日常的にルールが遵守される体制を構築することができる．

　JCI は病院認定専門の国際非営利機関であり，世界各国の病院を審査している．2023 年現在日本では約 30 の医療機関が認定されている．ここでは院内マニュアルなどの書類審査のほか，現場の審査にも重点が置かれている．医師，看護師，事務職より構成される審査員が病院に 1 週間滞在し，患者の入院から退院までの経過が継続的にフォローされる（tracer methodology）．さらにチーム間の連携・コミュニケーションについても審査される．病院機能評価や ISO9001 と比較して JCI の審査は患者を中心として横割り的に行われるのが特徴と言える．

　そして現場での調査では，管理職だけでなく様々な職種の若手職員にも質問がなされ，マニュアルの存在やその内容を知っているか，という調査がなされる．さらに実際の現場の長時間にわたる観察で遵守状況が確認される．JCI においても「質の向上のための努力」は評価対象となるが，これは ISO9001 の監査内容と類似している．JCI の 2 回目以降の継続審査ではこの部分も確認が行われることとなる．

　JCI の審査は JCI Accreditation Standards に従って実施される．内容としては，国際患者安全目標という特別章を含めて 14 章，約 1,200 項目の審査項目がある．各審査項目は ME（measurable elements）とされ，項目ごとに具体的な基準が定められている．それぞれの審査項目はお互いに関連し合っており，重要な課題については様々な観点から評価が行われる．医療安全や感染管理は特に重視されており，複数の項目において評価されることとなる．その中には感染関連ガイドラインに関する確認事項も盛り込まれている（**表 3**）．

　当院では，感染管理においても ISO9001 や JCI の要求事項に従ったストラクチャーとプロセスを構築している．ストラクチャーとしては，院内感染管理マニュアルの整備や更新，職員教育，物品の整備，院内の掲示などを実施している．院内感染管理マニュアルは 1998 年に作成された後にアップデートを繰り返し，現在改訂 37 版が運用中である．内容的には約 200 ページにわたり詳細に記述されているが，イラストなども含めて全職種に理解されやすいように工夫されている．これらは院内 web に掲載され，全職員が閲覧可能となっている．また，プロセス管理としては，職員の感染対策教育の受講状況の把握や，手指衛生の実施状況を直接観察法により実施している．このモニタリング結果は職員にフィードバックされる．

　当院リハビリテーション部門には関連事業所を合わせて，約 250 人の療法士が在籍している．若手の職員が多いため，わかりやすいマニュアル整備と教育に力を入れている．リハビリテーション部門にはリハビリテーション診療管理規定など複数のマニュアルが作成されている．これらのマニュアルは ISO9001 の基準に準拠して作成されている．リハビリテーション診療管理規定にも感染管理に関する記述がなされている（**表 4**）．リハビリテーション診療管理規定の内容は病院の感染管

表 4. 当院のリハビリテーション診療管理規定における
感染対策に関する項目

1. 手指衛生
2. エプロン・ガウンの使用
3. 手袋
4. マスク
5. リネン交換(タオルや枕カバーは患者ごとに交換)
6. 清掃・消毒(治療用ベッドの清掃・消毒は患者ごとに実施)

理マニュアルや,JCI の要求事項との整合性を考慮して作成し,必要に応じてアップデートをしている.

これらについてはマニュアルの記載のみでなく,新入職者全員に講義や実技指導による教育を行っている.さらに定期的にオンライン教育ツールを利用して知識の再確認を行うことを義務づけている.プロセス管理として,手指衛生実施率のモニタリングはリハビリテーション部門内においても定期的に実施している.病棟やリハビリテーション室において直接観察法にて行われ,結果は職員の控え室に掲示され,情報がリハビリテーション部門の職員にフィードバックされる.

まとめ

医療関連感染対策は,全職員が全患者に対して確実に予防策を実施することが重要となる.特にCOVID-19 は院内クラスターを生じるリスクも高く,影響は大きいものとなるため,特にその重要性は高いものである.今後も新興感染症・再興感染症の蔓延の可能性は否定できないため,すべての医療機関で感染対策を徹底する必要がある.

感染対策は個人の努力で解決できるものでなく,職員全員が感染に対する正しい知識を持ち,適切な手順を遵守することが必要である.それが確実に実施されるためのシステム構築が重要となる.ここではマニュアル整備と教育といったストラクチャーのみでなく,プロセス管理も重要となる.このようなシステム構築はリハビリテーション部門のみでなく,病院全体で取り組むことがより効果的である.さらに ISO9001 や JCI などの外部審査を応用して客観的な評価を実施することでその品質改善を継続することも可能である.定期的に外部審査があることにより現場に一定の緊張感が生まれるという効果も得られるものと考えられる.病院全体でシステム構築を推進することで職員全体が感染管理に関する関心を持つようになることが必要である.これにより組織の風土が変わり,各職員の行動も変化することになる.

文 献

1) Erasmus V, et al：Systematic Review of Studies on Compliance with Hand Hygiene Guidelines in Hospital Care. *Infect Control Hosp Epidemiol*, **31**：283-294, 2010.
   Summary 手指衛生遵守率に関するシステマティックレビューである.手指衛生遵守率の中央値は 40%程度であった.
2) 宮越浩一：感染管理におけるリハビリテーション部門責任者の役割. *MB Med Reha*, **199**：10-16, 2016.
3) 日本リハビリテーション医学会リハビリテーション医療における安全管理・推進のためのガイドライン策定委員会編：リハビリテーション医療における安全管理・推進のためのガイドライン第2版,診断と治療社,2018.
   Summary 日本リハビリテーション医学会による公式なガイドラインである.トピックとして,合併症や事故のほかに医療関連感染対策も盛り込まれた.
4) 日本リハビリテーション医学会感染対策指針(COVID-19 含む)策定委員会編：日本リハビリテーション医学会感染対策指針(COVID-19 含む).〔https://www.jarm.or.jp/guideline/index.html〕

5) 厚生労働省診療の手引き検討委員会：新型コロナ
ウイルス感染症（COVID-19）診療の手引き 第9
版.〔https://www.mhlw.go.jp/content/0009366
55.pdf〕

6) 国立感染症研究所. 国立国際医療センター国際感
染症センター：新型コロナウィルス感染症に対
する感染管理.〔https://www.niid.go.jp/niid/
images/epi/corona/covid19-01-210630.pdf〕

7) 日本医学会連合：日本医学会連合 COVID-19
expert opinion 第3版.〔https://www.jmsf.or.jp/
uploads/media/2021/08/20210819163723.pdf〕

8) 日本環境感染学会：医療機関における新型コロナ
ウイルス感染症への対応ガイド.〔http://www.
kankyokansen.org/uploads/uploads/files/jsipc/
COVID-19_taioguide3.pdf〕

9) Donabedian A：Evaluating the quality of medical
care. *Milban Q*, **44**：166-203, 1966.
Summary 医療のシステムは，ストラクチャー，
プロセス，アウトカムで構成される.

10) 宮越浩一ほか：当院の感染対策 院内標準化と外
部審査の活用. *J Clin Rehabil*, **21**：151-156,
2012.

MB Med Reha No.290：13-17, 2023

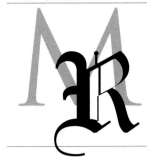

特集／コロナ禍の経験から得た感染症対策

COVID-19 陽性患者への対応

藤谷順子*

Abstract 陽性確定症例への感染予防策は，フル PPE が基本であり，脱ぐ際の注意も重要である．リハビリテーション部門として，そのほかに，ベッドに膝をつく場合の対応，訓練や評価に必要な物品，サインが必要な書類の取り扱いなど，臨床に必要なポイントについてルールを施設内で定め，とどこおりなく訓練が実施できるようにする．診療の流れについては，当院では他疾患と変わらず実施したが，担当する COVID-19 班療法士については，班編成，担当や代行・交代ルールを整備した．

現場での問題点としては，① 隔離による患者の不利益が挙げられる．隔離により，心身の廃用症候群が進行するリスクが高い．さらに，訓練種目が制限され，また，検査にも制限があるため，訓練を進めるための病態の把握に遅れを生じることがある．さらに，② 疾患特異的な病態への知識不足・経験不足があった．それに加えて，③ スタッフのストレスマネジメントが重要である．

Key words 感染予防(prevention infection)，個人防護具(personal protective equipment；PPE)，COVID-19，ストレスマネジメント(stress management)

はじめに

本稿では，陽性確定症例への感染予防策，隔離病棟での医師・療法士の対応方法，現場での問題点について述べる．すでに日本リハビリテーション医学会感染対策指針(COVID-19 含む)[1]が 2022年 2 月 21 日に発行されているため重複する内容も多いが，当院でのコロナ禍での判断の経過や経験を踏まえて述べる．

陽性確定症例への感染予防策

1．フル PPE が基本

フル PPE(個人防護具)が基本である．すなわち，ヘアキャップ，長袖ガウン，N95，目の防護，二重手袋を装着する．当院の場合は，病棟自体に入る際に N95 が必要で，各室に入る際に，その他の防護具を装着する体制となっている．そして，部屋から出る際に，N95 以外の防護具を脱いで出てくる．N95 を再利用する場合には，N95 の表面保護のためにさらにサージカルマスクを重ねることもある．

眼の防護具については，自分用のゴーグルを使用しても良いし，病棟でその都度サージカルマスク型アイシールドを利用しても良いことにしている(防護具節約時期には自分用を推奨)．自分用のゴーグルの場合には，名前を書いたビニール袋に入れて，病棟の防護具装着スペースに病棟看護師などと同様に置いても良いし，リハビリテーション室まで持ち帰り専用ビニール袋に入れて専用バッグで保管しても良いこととしている．

なお，もし，ベッドからの起き上がり支援のために，理学療法士が患者のベッドに膝をつくような場合，上記の PPE では覆えない部分が直接患者の臥床しているベッドに触れることもあり得る．

* Junko FUJITANI，〒 162-8655 東京都新宿区戸山 1-21-1　国立国際医療研究センター病院リハビリテーション科，診療科長／医長

そのようなことが予想される場合には，ビニール袋やビニールエプロンなどを利用して防護する．

当院では通常のCOVID-19体制では，たとえ4人部屋でも，個々にPPEを取り換えていたが，もっとも患者数の多い時期にCOVID-19に利用していたHCUでは，2人以上の症例に連続して介入する場合，1人目を二重手袋＋二重ガウンで介入し，終えたら外側の手袋，ガウンをHCU内（大部屋内）で脱ぎ，再び手袋をはめて（二重手袋＋ガウン）実施することで1回1回部屋から出なくて良い方式を採用していた．

いずれも，院内感染対策チームが決定した病棟看護師に対するルールと同等に感染予防対策を行った．

「陽性としての対応」を解除するタイミングについても，病棟の指示に従って行った．

2．脱ぐ際の行動が重要

脱ぐ際には，各段階で注意深く，表面に付いたウイルスに触らないように，また表面に付いたウイルスを舞わせないようにそっと脱ぎ，各段階で手指消毒を行う．当院のルールでは，N95は病棟を出るまで装着しており，また，個人用ゴーグルを装着している場合もあるので，それらは病棟を出てから身体から外す．その際にも，表面に直接触らないように，また保管場所に置いた後の手指消毒を必ず行う．

3．物　品

リハビリテーションに利用する物品については，持ち込んだらそのまま出さないことを原則とした．座位保持支援装置は病棟管理のものがあり，そのほか，歩行器やペダリング機器，昇降訓練用踏み台などを持ち込んだ場合には，隔離解除後に，病棟で所定の消毒作業をしていただいてからリハビリテーション室に返却してもらっている．COVID-19症例が多い時には，貸し出す症例が増えても良いように，歩行器，踏み台などを追加購入した．言語聴覚士が評価に使う舌圧計などに関しては，機器本体をビニール袋でくるみ，個別に使用する部分については使い捨て（部屋から出さない）対応としている．

血圧計，聴診器，酸素飽和度モニターについては，当院の場合には各部屋に用意されていたのでそれを利用している．また，心拍・酸素飽和度モニターが必要な症例はモニター画面そのものが必ず室内にあるため，それを確認しながら訓練を実施している．施設によっては，モニター画面がナースステーションにしかないために，数値の確認に工夫を要した例なども聞き及んでいる．

総合実施計画書などのサインをいただいた紙については，当院ではスキャンすることになっている．COVID-19の主となった病棟には，「専用スキャナ」があり，そこでスキャンが可能であった．そこは汚染区域と考えて，使用後には手指消毒を行うこととなっていた．その他の病棟の場合には，いったん，ほかのものに触れないようにリハビリテーション室に持ち帰り，COVID-19担当者用の控えコーナーの所定のフォルダに入れて，1週間後に（ウイルス死滅と考えて）スキャンしている．

4．訓練時の感染予防の工夫

患者にはサージカルマスクをつけていただく．サージカルマスクが行方不明の場合もあるので，念のため訓練時に予備を持ち込むことも工夫の1つである．

患者にもアルコールでの手指消毒を励行していただく．

患者がマスクを装着しない場面（食事・直接訓練・呼気訓練など）には，療法士が患者の正面に立たずに側方に回るように指導している．また，咳も咳エチケットを励行していただき，呼気の訓練はなるべく，開放空間への呼気ではなく吹き戻しに息を吹き込むなどの工夫をしている．

隔離病棟での医師・療法士の対応方法

1．当院ではおおむね通常の流れで処方

当院では，当初わずかの期間は，担当医師1名のみが訓練を行っていたが，2020年春からは，療法士のCOVID-19班（以下，C班）を作り，主科か

らのコンサルテーション→リハビリテーション科医師の診察→訓練処方→C班療法士が対応，という通常の流れで処方している．他院では，COVID-19症例は自主訓練のみ，とか，看護師に依頼，という施設もあるが，そのように決めておらず，個別対応している．もちろん，自主トレをできる症例には自主トレを指導し，当初隔離病棟の看護師に余裕のある時期には看護師に訓練を依頼することもあったが，基本的には，「看護師が感染予防できるなら療法士もできるはず」と考えている．むしろ，COVID-19症例は隔離されているがゆえに，通常の病棟の症例よりも，心身ともに療法士の関りが重要である場合が多く，また，もっとも患者が多い時には，病棟の医師・看護師自体が業務量過多で疲弊していたため，患者の離床機会や社会的交流を維持するために，療法士による対応を他病棟症例よりもやや積極的に処方していたこともある．

COVID-19症例の主治医は単独の科とは限らなかったため，リハビリテーションの依頼も，積極的な場合とそうでない場合があったが，当科としては，たとえ重症でも，早期の依頼を受けてリハビリテーション科医師が診察を開始し，処方内容や開始タイミングをリハビリテーション科のほうで調整するほうが望ましいと考えており，現在は院内の他疾患同様に早期に依頼が来ている．

とはいえ，COVID-19症例はC班療法士が対応することになっているため，土日休日にC班（または元C班）療法士の出勤がない時には対応しない，などの制約はある．

2．療法士のCOVID-19班は当院では非専従

当院では，COVID-19症例に対応する療法士をC班として編成しているが，専従とはしていない．リハビリテーション担当者の専従を推奨するガイドラインなど[2]もあるため，これは当院の選択である．当院では，① PPEが暑い・息苦しいなどのストレスがあるため，1日中COVID-19症例に対応するのは療法士の負担が大きい，② 所定の感染予防を徹底していれば，新型コロナウィルス

を病棟外に療法士が持ち出すことはないはず，の2つの理由から，非専従とし，他の疾患の患者をも受け持つ体制としている．また，COVID-19症例数が，常に対応する専従療法士の数に対応しているとは限らない，その場合，C班療法士が忙しすぎたり暇になったりし得る，という理由もあってのことである．ただし，非専従とはいえ，念のため，および患者心情を配慮し，「易感染性の症例」は受け持たないこととしている．

C班メンバーの数は感染流行状況・患者数によって療法士の主任が決定し，各部門ごとのスケジュールで交代し，当初は立候補制であったが，院内感染のないことが浸透したことから現在はほぼ輪番制に近いものとなっている．

C班メンバーは，PPEの装着に時間を要することから，目標実施単位数に関して減免ルールがあり，また，1日3時間以上の診療業務について手当の支給がある（5類への変更により現在はない）．

3．細かいルール作り・改変が重要

陽性確定症例への対応だけでなく，COVID-19症例が感染隔離解除となり一般病棟に移った場合，逆に一般病棟にいた症例がCOVID-19疑いあるいは陽性，あるいは濃厚接触として個室・フルPPE管理になった場合など，ルールを決めておくべき想定場面は多い．C班療法士が休んだ場合の代行問題もある．当院では，想定される場面についてのルールを決め，新たな事態があれば科長・士長・主任で相談してルールを追加し，常に最新のマニュアルをスタッフすべてが容易にアクセスできるクラウド上に置いている．

COVID-19症例に対しても他疾患同様，訓練を提供することが基本ではあるが，先に述べたようなスタッフ出勤者数が少ない日の非実施や，検査をして結果待ちの場合（病棟対応としてはフルPPEではない時間帯がある際）には結果が出るまで訓練は実施しない，など，他疾患症例に比べれば訓練の機会が若干少なくなる状況とはなっている．休まざるを得ない場合，前日や翌日の工夫でデメリットを最小に留めるべく努力している．

現場での問題点

1．隔離による患者の不利益

COVID-19 陽性症例は，隔離のためにベッド生活，身体的にも精神的にも刺激の少ない生活を余儀なくされがちである．自ら，座位や離床のできる身体機能・意思・安全管理能力のある症例ではそれでもベッド周囲で何とか運動を続けることができる．しかし，個別あるいは集団での刺激や働きかけによって離床ができ，かつ，受動的な精神賦活の機会を得ていた症例は，離床や精神賦活，社会的交流の機会を失ってしまう．中でも，立位が安全ではないのに車椅子から自ら立ち上がってしまいそうな症例は，通常であればナースステーションなどでの車椅子座位が可能だが，隔離中は1人での車椅子座位が許可されない場合が多く，廃用症候群の進行リスクが高い．そのような場合には，理学療法・作業療法の機会が貴重な離床の機会となる．さらに，そばに行った病院スタッフとして，「必要最小限」に留まらない会話やコミュニケーションを取ることが望ましいと考えている．

双方がマスクをかけていることにより，読唇ができないこともコミュニケーション上の不利益である．フル PPE ではスタッフの個別認識が難しいので，毎回明確に名前と役割を名乗り，何をする予定か，より丁寧に説明することが望ましい．

2．訓練種目の制限

隔離による訓練種目の制限もある．リハビリテーション室を利用することによるモチベーション，平行棒の利用，マシンの利用，ティルトテーブルの利用などができない．ベッドでは硬いマット台のような運動ができない．集団リハビリテーションもできない．当院の場合には，COVID-19 病棟であるとはいえ，個々の症例の動いて良い範囲は個室またはベッド周囲のみであるため，廊下歩行などの距離歩行もできない．特に4人床の場合，ベッド周囲のカーテン内のみが動ける範囲であるため，可能な訓練種目に制限があり，これらは引き続き大きな問題点である．

3．検査の限界

嚥下リハビリテーションにおいては，嚥下造影・内視鏡ができないことにより，慎重にせざるを得ない（そのために食上げのスピードが遅い）場面がしばしばあった．そのほかにも，検査室を利用する類の検査に制限があるため，病態の鑑別診断が遅れ，その分，訓練を進められないこともあった．これらについては，感染力の低下が明確になってくればルールが変わり，状況が変わってくる可能性がある．

4．疾患特異的な病態への知識不足・経験不足

当初は，COVID-19 特有の病態（急速に悪化する呼吸状態，凝固系の異常，わずかな刺激で起こる頻拍や低酸素血症，重症者に肥満者が多いこと）など，今まで ICU や重症症例のリハビリテーションの経験があったスタッフにとっても，未体験のことが多かった．幸い，COVID-19 への対応を開始した当初は医師1名が少ない全症例を直接訓練して症状を目の当たりにし，感染症科や救急科の医師との情報交換もスムーズであったため，起きやすい変化の概要がつかめてからの C 班編成，処方となった．そのため，処方後の訓練結果の報告・相談においても動じることが少なかったが，病態については当初は日本語資料だけでは情報が得られず，英語論文にあたる必要があった．

重症症例の腹臥位への体位交換は，病棟主導で医師・看護師が中心に計画的に行うなど，救急科および ICU の専門医，看護師が治療の一環としての体位交換やリハビリテーションに意欲的であったことは，日頃の連携の成果でもあり，さらに連携を強化することともなった．

5．スタッフのストレスマネジメント

スタッフのストレスマネジメントは重要な課題である．実際には，陽性確定症例への訓練という課題のほかにも，当初は，検査のできていない症例への訓練，自宅生活・通勤時の感染予防，感染力の詳細がわからないことによる不安などが大きく，さらに，スタッフ同士の食事の禁止，社会的交流の機会の制限などにより基本的なストレスレ

ベルの上昇があったと考えている．全員が不安に飲み込まれ，夜な夜なネット検索に時間を使っていたと言っても過言ではないと思われる．

幸い，当院においては，業務に関しては，①感染管理対策室メンバーにいつでも最新情報や対策の考え方を確認し，相談することができ，②資材調達部門の努力と，また寄付などにより，防護具自体に大きな欠品がなかったため，必要な防護具については（再利用などはあったものの）リハビリテーション科スタッフに確保できた．科の責任者としては，感染対策室やコロナ対策本部会議幹部と密に連絡を取り，情報提供，ルールの設定とその理由説明，防護具や消毒用アルコール類の確保の3つをこまめに行い，またアクリル板や（窓を開放するための）網戸の設置など，スタッフの要望に合わせて確保していった．

通勤時の感染の不安からの勤務時間の変更を行ったスタッフもいた．病院が用意しているストレス相談窓口に不安を聴いてもらったスタッフもいた．当院のルールでは，スタッフ自身の体調不良時のみならず，家族の体調不良時にも出勤停止やPCR検査の必要性があった．体調不良に加えPCR検査施設を探す苦労が大きい時期があった．出勤停止による代行については，「お互い様」ではあるが，双方に苦労があったことは否めない．さらに体調などに関するメール連絡が早朝などにも頻繁に行われた時期もあり，それがストレスになっていた管理職もいる（現在は早朝メールにはすぐ返事をしなくても良いルールを作り，また，PCR検査が容易になったためメールも「相談」から「報告」的なものとなっており返信の必要性も減少している）．

本稿の主題である陽性症例への訓練実施という課題に関しては，表立った反対はなく，個別の「高齢者と同居しているのでC班はしたくない」「保育園に通う子どもが風評被害を受けると困るのでC班はしたくない」などの要望を踏まえたうえでも，

班編成をすることができた．勤務後のシャワー利用などの要望もあったが，現状の感染予防対策で十分と考えていることを説明した．

C班メンバーには，ルールの整備，物品の用意などのほか，折に触れ仕事に誇りを持ってもらえるようなフィードバックを心掛けた．病棟の医師・看護師からの感謝の言葉，そして何よりも患者から感謝されることが多かったこと，実際に隔離され不利益を被っている患者に接したことがモチベーションとなっていたと考える．

陽性症例からC班のリハビリテーションスタッフへの感染が全くなかったことは，予想通りとはいえ，今後とも自信と不安解消につながる重要な事実である．なお，一般病棟で陽性が判明した症例に関しても，リハビリテーションスタッフに感染していることはなかった．

おわりに

コロナ禍の経験は，大きな不安の中で新しい感染対策を余儀なくされ，そして隔離や社会的交流の重要性について再認識させられた．その中でも，陽性症例に対応する際の感染予防の成功体験と，新しい疾患に対して，主科と情報交換・連携協力しつつ行う試行錯誤でのリハビリテーションを行う経験を得られたことは極めて大きい．

文　献

1）日本リハビリテーション医学会：日本リハビリテーション医学会感染対策指針（COVID-19含む）（2022年2月21日）．
　〔https://www.jarm.or.jp/guideline/index.html〕
2）日本集中治療医学会COVID-19リハビリテーション医療Q＆A作成班：ICUにおけるCOVID-19患者に対するリハビリテーション医療Q＆A（Ver1.01）（2020年5月17日）．
　〔https://www.jsicm.org/news/upload/COVID-19_rehab_qa_v1.pdf〕

輝生会がおくる！

好評

リハビリテーションチーム研修テキスト
―チームアプローチの真髄を理解する―

2022年2月発行
B5判 218頁
定価 3,850円（本体 3,500円＋税）

監修 石川 誠 水間正澄
編集 池田吉隆 取出涼子 木川和子

専門職による職種を超えたチームアプローチの作り方！

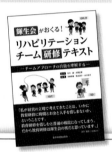

輝生会開設者の石川 誠が最も力を入れてきた「教育研修」を余すことなく解説。
人材育成、リハビリテーションチームの醸成など現場教育へ応用していただきたい一書です！

CONTENTS

詳しくはこちら！

全日本病院出版会

〒113-0033 東京都文京区本郷 3-16-4
www.zenniti.com

Tel:03-5689-5989
Fax:03-5689-8030

MB Med Reha No.290：19-23, 2023

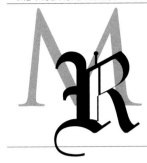

特集／コロナ禍の経験から得た感染症対策

COVID-19 患者に対する呼吸リハビリテーション

笹沼直樹[*1]　道免和久[*2]

Abstract　新型コロナウイルス感染症（COVID-19）は感染拡大当初の肺炎を主体とする致死的な臨床像から段階的に変容し，2023 年 3 月現在では COVID-19 後遺症が主なアプローチ対象となりつつある.

重症肺炎に対しての呼吸リハビリテーションの有効性と限界は先行研究において検討されており，運動耐容能や呼吸困難の改善には有効とされるが，限定的効果とされる指標も示されている. また，腹臥位療法の有用性について自験例から知り得た知見を報告する.

COVID-19 後遺症は多様な症状を呈するが，世界保健機関が提唱する主要アウトカム指標に呼吸不全と息切れが含まれており，改めて呼吸リハビリテーションを主眼とした身体運動機能の改善の重要性が確認された.

本稿では患者臨床像の変化に伴う呼吸リハビリテーションの適応病態やその有効性について，先行研究や自験例を提示しつつ述べてゆく.

Key words　呼吸リハビリテーション（pulmonary rehabilitation），新型コロナウイルス感染症（COVID-19），腹臥位療法（prone positioning）

はじめに

本邦における新型コロナウイルス感染症（COVID-19）対応は，2022 年 9 月 26 日の全数届出の見直し[1]，2023 年 3 月 13 日のマスク着用の任意化，2023 年 5 月 8 日からの感染症法上の位置づけ変更[2]など，段階的に平時へのシフトが推し進められている. この背景として，罹患患者および重症患者の減少傾向[3]が挙げられる. このような経過に併せて呼吸器症状の改善に主眼を置いた呼吸リハビリテーションのあり方も随時，改変が重ねられてきているが，本稿では国内感染症蔓延の時期に応じた呼吸リハビリテーションの適応病態，有効性，現場での対応や問題点についてその変遷を併せて報告する.

COVID-19 患者における呼吸リハビリテーションの適応

COVID-19 の症状は上気道症状を主体とした呼吸器感染症状であるが，呼吸器症状以外も味覚嗅覚障害，全身倦怠感，脱毛，神経障害など多岐にわたる[4]. 呼吸リハビリテーションは主に安静時や労作時の呼吸困難，肺病変が進行した患者に対する換気機能と拡散能の改善，重症病態への急性期加療に伴い生じた全身弱化，呼吸器症状を制限因子とする基本動作能力や日常生活動作（activities of daily living：ADL）の低下などが適応病態となる.

重症患者のみを受け入れる体制を構築した我々の施設においては，呼吸器症状が重篤な症例が多

*1 Naoki SASANUMA, 〒663-8501 兵庫県西宮市武庫川町 1-1 兵庫医科大学病院リハビリテーション技術部
*2 Kazuhisa DOMEN, 同大学リハビリテーション医学講座, 教授

表 1. 挿管人工呼吸の適応条件[5]

- pH<7.30 または PaCO₂の改善(>45 mmHg, 慢性では>60 mmHg)なし
- 呼吸筋疲労の改善がない(胸腹部非同調, 補助呼吸筋の使用)
- 呼吸回数≧30 回／分
- HFNC で F₁O₂>0.5 の酸素を投与しても SpO₂<93%が 15 分以上
- 適切な輸液や高用量の昇圧剤の投与にも関わらず SBP<90 mmHg または MBP≦65 mmHg が 30 分以上持続
- 大量の気道分泌物を排泄できない(窒息の可能性)
- 意識の変容(GCS≦12 点または GCS≧2 点以上の低下)
- チアノーゼの出現
- 吸気時の気道狭窄音と補助呼吸筋の使用

HFNC；high flow nasal cannula
SBP；systolic blood pressure
MBP；mean blood pressure
GCS；Glasgow Coma Scale

数であり 2020 年 7 月以降, 救急搬送され当院へ入院となった COVID-19 患者は全症例がリハビリテーションの対象となった. 当院の COVID-19 症例における挿管下人工呼吸管理基準は**表 1**[5]に示す. また, 人工呼吸管理において PaO₂／F₁O₂比(P/F 比)が 150 以下の症例に対しては腹臥位療法を実施した. 2021 年 7 月以降は酸素療法下で P/F 比<150 の場合, 挿管人工呼吸管理に先行して覚醒下での腹臥位療法の実施も開始された.

加えて COVID-19 患者では運動誘発性低酸素血症(exercise induced hypoxemia；EIH)が基本動作能力や日常生活動作能力の再獲得の阻害因子として問題視された[6]. EIH は従来から閉塞性肺疾患症例や間質性肺炎症例に関しての報告[7]がなされているが, COVID-19 症例においても確認された[6]. 筆者らが知る範囲において, COVID-19 症例における EIH に関する大規模試験は実施されていないが, 初期の肺組織の炎症性変化に伴い発生する線維化像が関連していると推察される. この病態では運動負荷に伴い急速な経皮的酸素飽和度の低下を認め日常生活での自己管理における運動負荷は極めて難しく, 理学療法士や作業療法士による運動療法, 基本動作, 日常生活活動トレーニングは重要と考える.

COVID-19 患者に対する
呼吸リハビリテーションの有効性

COVID-19 患者への呼吸リハビリテーションの

有効性について 8 件の RCT をメタ分析したシステマティックレビュー[8]の結果を**表 2**に示す. 運動耐容能, 呼吸困難, 疲労には呼吸リハビリテーションの有効性が示されたが, 肺機能や QOL については「効果なし」もしくは「限定的な効果」として報告されている. なお, 運動耐容能については急性期, 慢性期, 軽症患者, 中等症・重症患者, 対面式・遠隔式のいずれにおいても有効との報告であった.

COVID-19 肺炎が重症化した症例において酸素投与と薬物治療の併用で P/F 比が改善しない場合, 腹臥位療法が多く用いられる. 筆者らは人工呼吸下で P/F 比<150 となる COVID-19 症例への腹臥位療法の効果について, 後方視的に調査研究を実施した[5]. その結果, 生存転帰を辿る症例は初回の腹臥位療法実施時に P/F 比の改善が得られていることが示された. 急性呼吸窮迫症候群症例への腹臥位療法がもたらす P/F 比の改善機序として, 腹臥位姿勢により肺への通気が均一となり, 肺組織への局所的な剪断応力に伴う歪みを減少させ人工呼吸器関連肺損傷を低減させることやそれに伴う呼吸器系コンプライアンスが向上することが述べられている[9]. 同様の機序は重症肺炎を呈した COVID-19 症例においても生じていると考えられる. このことから, 強い症状を呈する COVID-19 肺炎患者においては肺保護の観点からポジショニングの選択や運動療法の種類と量を選択することが重要と考える.

表 2. COVID-19症例に対する呼吸リハビリテーションの有効性に関するレビュー結果（文献7から筆者作成）

アウトカム	解析対象		トライアル数	MD	95%CI		p値
運動耐容能	主解析		全8試験	65.85	42.86	88.83	<0.001
	サブ解析	急性期	5試験	82.69	56.3	109.07	<0.001
		慢性期	3試験	44.16	20.3	68.02	<0.001
		軽症患者	6試験	72.3	42.76	101.85	<0.001
		中等症・重症患者	2試験	49.63	25.96	73.31	<0.001
		対面リハビリテーション	2試験	41.46	24.28	58.63	<0.001
		遠隔リハビリテーション	6試験	75.95	49.05	102.84	<0.001
呼吸困難	主解析		全5試験	−2.11	−2.96	−1.27	<0.001
	サブ解析	急性期	4試験	−2.42	−3.12	−1.71	<0.001
		慢性期	1試験	−0.88	−1.51	−0.26	<0.05
肺機能	主解析		全3試験	0.12	−0.05	0.29	>0.05
	サブ解析	軽症・急性期・対面式	1試験	0.26	0.04	0.48	<0.05
疲労	主解析	軽症・急性期・遠隔リハビリテーション	4試験	−2.42	−2.72	−2.11	<0.05
QOL	主解析		3試験	1.18	0.46	2.81	>0.05
	サブ解析	2週間の対面式	1試験	2.89	2.04	3.75	<0.05

＜評価指標＞
呼吸困難：dyspnea severity index(DSI)
multidimensional dyspnea
dyspnea 12(D-12)
modified Medical Research Council(mmRC)
肺機能：forced vital capacity
疲労：RPE(Borg Rating of Perceived Exertion)
QOL：Short-Form Health Survey-12 or 36(SF-12, SF-36)
St. George's Respiratory Questionnaire(SGRQ)
EuroQuality-5Dimensions-3Levels questionnaire(EQ-5D-L3)

COVID-19では後遺症が遷延する症例もあり，これらの症例は post-COVID-19 と位置付けられる．先行研究[10]では呼吸困難を含むpost-COVID-19症例への呼吸リハビリテーションの有効性も検証されている．この報告では3件のRCTが解析されその結果，post-COVID-19症例に対する呼吸リハビリテーションは，運動耐容能（6分間歩行距離）の改善には有効であるが，肺機能，呼吸困難，QOL，不安や抑うつへの効果は研究ごとにばらつきが認められ，慎重な解釈が必要と結論づけられている．

呼吸リハビリテーション実施における現場での対応と問題点

COVID-19の罹患患者数は世界的に減少傾向[11]であり，本邦でも時期による変動はあるものの新規発症症例数および重症化症例数は2021年9月をピークに漸減傾向を示している[11]．COVID-19患者に対する呼吸リハビリテーションの有効性は示されつつあるが，エビデンスの蓄積を上回る速度でワクチン接種の普及や発現する症状の変遷があり，臨床現場での柔軟かつ迅速な対応が常に求められている．

感染拡大当初に問題となった重症肺炎を伴うCOVID-19症例は減少しつつあるが，post-COVID-19あるいは long-COVID-19 と位置づけられる COVID-19 後遺症患者へのアプローチが重要視されつつある．COVID-19後遺症では疲労，頭痛，注意障害，脱毛，呼吸困難が一般的な症状と位置づけられている[12]が，その他に咳嗽，胸痛，筋痛，関節痛，移動困難，認知・記憶障害，味覚・嗅覚障害，睡眠障害，抑うつ，不安，心的外傷後ストレス障害，胃腸障害，発疹，動悸など[12]，極めて多岐にわたる．これらの多彩な症状を呈する post-COVID-19 コンディションの回復指標として世界保健機関は2022年10月，コア・

アウトカムとして呼吸不全，多臓器不全，息切れ，回復指標の4項目を確立した[13)14)]．また，回復指標としては症状の消失，通常の日常活動の再開，発病前の健康状態への復帰が定義された[14)]．今後はこれらの指標に基づいた長期的な患者へのアプローチが求められる．

本邦においては2020年から2022年にかけて，変異株出現に伴う感染リスクの増加や症状の重症化が問題視されることがあったが，2023年3月の執筆時点では類型変更を控えての感染防御策の段階的解除への対応が臨床現場における主な問題点となっている．リハビリテーション医療を担う医療職者は，患者と近い距離で連続15分を超える接触が不可避であることが多い．患者に対峙することが不可避であるリハビリテーション専門職は，ウイルスの変異や政策の変化にかかわらず，自らの罹患に対する防御と患者への交差感染リスクの低減に常に配慮することが必要である．

まとめ

本稿ではCOVID-19症例の臨床像や呼吸リハビリテーションの有効性について，先行研究と自験例を交えて概説した．ウイルス自体の持つ特性，ワクチンや治療薬の普及，各国各地域の政策，各所属機関における対応など多くの要素が急速に変化する状況において，我々は適切に呼吸リハビリテーションの有効性や限界を捉え，良好な臨床アウトカムを得るための取り組みを継続していくことが求められる．

文　献

1) 厚生労働省資料「Withコロナに向けた新たな療養の考え方・全数届出の見直し，その前提としての保険医療体制の強化」．
〔https://www.mhlw.go.jp/content/000987745.pdf〕(2023年3月31日参照)
2) 厚生労働省ホームページ「新型コロナウイルス感染症の感染症法上の位置付け変更後の基本的感染対策の考え方について」．
〔https://www.mhlw.go.jp/stf/seisakunitsuite/bunya/0000164708_00001.html〕(2023年3月31日参照)
3) 厚生労働省ホームページ「データからわかる―新型コロナウイルス感染症情報―」
〔https://covid19.mhlw.go.jp/〕(2023年3月31日参照)
4) 厚生労働省：新型コロナウイルス感染症COVID-19診療の手引き第9.0版.
〔https://www.mhlw.go.jp/content/000936655.pdf.〕(2023年3月31日参照)
5) 柳田亜維ほか：新型コロナウイルス感染症患者における体位変換時の肺酸素化能と生存転帰の関連性に関する分析．理学療法学，**50**：1-7, 2023.
6) 瀬尾　哲ほか：呼吸理学療法と段階的運動療法の有効性が示唆された重症COVID-19症例―集中治療関連筋力低下および運動誘発性低酸素血症への対応―．理学療法学，**49**：415-420，2022.
7) Kozu R, et al：Respiratory Impairment, Limited Activity, and Pulmonary Rehabilitation in Patients with Interstitial Lung Disease. *Phys Ther Res*, **24**(1)：9-16, 2021.
8) Ahmed I, et al：Effect of Pulmonary Rehabilitation Approaches on Dyspnea, Exercise Capacity, Fatigue, Lung Functions, and Quality of Life in Patients With COVID-19：A Systematic Review and Meta-analysis. *Arch Phys Med Rehabil*, **103**(10)：2051-2062, 2022.
9) Scholten EL, et al：Treatment of ARDS With Prone Positioning. *Chest*, **151**(1)：215-224, 2017.
Summary ARDS患者への腹臥位療法の奏効機序．
10) Chen H, et al：Effect of Pulmonary Rehabilitation for Patients With Post-COVID-19：A Systematic Review and Meta-Analysis. *Front Med (Lausanne)*, **9**：837420, 2022.
11) Our World in Data.(accessed on 31 March 2023). Available online.
〔https://ourworldindata.org/explorers/coronavirus-data-explorer〕
12) Fugazzaro S, et al：Rehabilitation Interventions for Post-Acute COVID-19 Syndrome：A Systematic Review. *Int J Environ Res Public Health*, **19**(9)：5185, 2022.
Summary COVID-19患者への呼吸リハビリテーションに関するシステマティックレビュー．
13) WHO Post COVID-19 condition：WHO supports standardization of clinical data collection and

reporting.(accessed on 31 March 2023). Available online.
〔https://www.who.int/news/item/12-08-2021-post-covid-19-condition-who-supports-standardization-of-clinical-data-collection-and-reporting〕

14) Tong A, et al：Core Outcome Measures for Trials in People With Coronavirus Disease 2019：Respiratory Failure, Multiorgan Failure, Shortness of Breath, and Recovery. *Crit Care Med*, **49**(3)：503-516, 2021.

Summary 多彩な COVID-19 後遺症におけるコアアウトカムを記載.

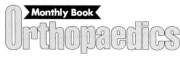

関節リウマチ手・肘に対する 人工関節手術

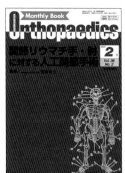

編集企画／岩本卓士（慶應義塾大学専任講師）

Monthly Book Orthopaedics　Vol. 36 No. 2
2023 年 2 月発行　定価 2,750 円（本体価格 2,500 円＋税）

リウマチ手・肘の人工関節手術による合併症の低減、良好な長期成績と QOL 獲得のためのノウハウを、本分野をけん引するエキスパートの先生方におまとめいただきました！

--------------- 目次 ---------------

関節リウマチの リハビリテーション診療 update

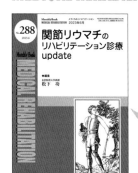

編集企画／松下　功（金沢医科大学教授）

Monthly Book Medical Rehabilitation　No. 288
2023 年 6 月発行　定価 2,750 円（本体価格 2,500 円＋税）

人工関節をはじめとした術後リハビリテーションのみならず、治療の基本となる薬物・装具の知識も鍛えられる、関節リウマチ治療に携わる方必携の 1 冊！

--------------- 目次 ---------------

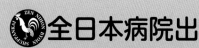 全日本病院出版会　〒113-0033 東京都文京区本郷 3-16-4　Tel：03-5689-5989
http://www.zenniti.com　Fax：03-5689-8030

MB Med Reha **No.290**：25-29, 2023

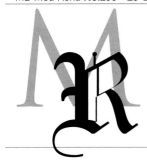

特集／コロナ禍の経験から得た感染症対策

急性期病院における COVID-19 への対応と対策
—新興感染症の対策に向けて—

西田大輔*

Abstract 2019 年に世界規模で広まった COVID-19 のパンデミックにより，当初，リハビリテーション医療の提供は中止や縮小の動きがあり，その後追加の感染対策がなされて行える状態となった．これはリハビリテーション診療は密接な身体接触や飛沫が出現するリスクが高い手技が多いため，「不要不急」の医療と考えられてしまったためである．COVID-19 の感染経路は飛沫・空気感染であり，潜伏期で症状がない際に感染力が高いことが判明し，感染の蔓延の状況に合わせた感染対策の方法が確立してきた．本稿では病棟やリハビリテーション訓練室での訓練，嚥下造影などの手技における注意点について概観する．今後起こり得る別の新興感染症の対策へも今回の経験が活かせるのではないかと考えられる．

Key words COVID-19, リハビリテーション医療(rehabilitation medicine), 急性期病院(acute care hospital), 新興感染症(emerging infectious disease), 感染対策(infection control)

はじめに

リハビリテーション診療は密接した身体接触や飛沫が出現するリスクが高い手技が多い．そのため，新興感染が蔓延した場合，感染経路や経過の特徴がはっきりしない時点では，厳格な制限を行う必要がある．しかしウイルスの特徴が判明し，予防法としてのワクチンの接種の拡大，効果的な治療法の出現により，的確な対策を行うことでリハビリテーション医療の提供を行うことができるようになる．本稿では COVID-19 感染蔓延期の急性期のリハビリテーション医療提供について概観し，今後起き得る新興感染症の対策に寄与することを目指す．

急性期入院リハビリテーション訓練

1．入院患者で感染拡大を防ぐ方法

COVID-19 の特徴として潜伏期が長いこと，無症候感染者が存在すること，その際に感染力が高いということが感染拡大を招く要因である．感染リスクを低くすること，疑わしい症状が出た場合に迅速に対策をすることが重要となる．入院時に「チェックリスト」「体温測定」などを用いて，感染しているリスクの高い患者に対して事前にスクリーニングし，感染防御をして受け入れる．チェックリストにおいて感染の疑わしい徴候がある場合には，リスクの程度に応じ，隔離方法の設定，その患者への検査，職員の PPE(個人防護具)選択といった感染対策を行う．チェックリストの項目は，入院前 2 週間の状況(症状，海外渡航，渡航者との接触，密になる体験，罹患者や濃厚接触

* Daisuke NISHIDA, 〒 259-1193 神奈川県伊勢原市下糟屋 143 東海大学医学部専門診療学系リハビリテーション科学，講師

者との接触の有無), 現在の症状, ワクチン接種歴や時期(ワクチン接種証明書の提示)などがある. COVID-19 の特徴として潜伏期が長いこと, 無症候感染者が存在するため, チェックリストと体温測定で完全にスクリーニングできないことを留意することが必要であり, 関わる医療従事者は常に感染リスクがあることを留意して手指衛生をはじめとした感染対策を行うことが望ましい. さらに潜伏期が長く, 検査の偽陰性の患者も少なくなく, チェックリストや体温表でスクリーニング困難な場合もあり, 入院後に咳・鼻汁などの気道症状や下痢などの消化器症状といった感染徴候が出現しないかの観察を十分に行い, 標準予防策を徹底する必要がある. その目的で, 免疫不全や易感染性といった感染リスクのある入院症例には, 一定期間の個室管理や, 接触感染予防策の実施も考慮する場合もある.

　患者間での感染予防のために, 多床室・食堂・デイルームなどでの会話の際はマスク着用, 密集・密着の回避, 換気の励行を行う. 食事や口腔ケアなど飛沫の予想される場面では, 他の患者とは 2 m 以上の距離を確保するか, 個室対応など接触・飛沫感染予防策が適応できる環境で行い, 環境衛生(蛇口やドアノブを拭くなど), 換気を行う.

　上記の病棟における感染対策を行って患者を受け入れたうえで, リハビリテーション訓練を行う. 接触感染リスクを下げること, 飛沫が飛ばない工夫をすること, 換気のよい環境を作ること, の 3 点が重要となる. 蔓延期の感染対策で, 入院患者は特段の理由のない限り病棟を出ない, 場合によっては病室を出ない, さらに療法士や担当医は病棟別に配置されるフェーズとなる場合がある. そのような場合は病棟リハビリテーション訓練が中心になり, 平行棒やエルゴメーターなどの機器をリハビリテーション室から病棟へ移設して病棟リハビリテーションの充実を図っている. また飛沫の排出が多い呼吸リハビリテーション訓練, 摂食・嚥下リハビリテーション訓練は必要時には行い, 担当者はフル PPE を装着し, 周囲との十分な距離を取り, 換気を十分に行う.

2. 患者家族・院外関係者からの感染拡大を防ぐ方法

　患者家族と患者の面談時の感染予防対策は重要となる. 蔓延期には病棟への感染の持ち込みを最小限にするために面会禁止が余儀なくされ, 直接対面でないコミュニケーション上の問題点が指摘されてきている. 時間を制限した面会について模索されており, 現状では手指衛生, マスク装着などの基本的な感染対策を行い, 人数・時間制限のもとでの面談が試みられている. 具体的な対策として, 予定入院前の患者の健康管理のルール同様, 家族の健康状態や行動のチェックリストなどを提出, 面談する場所の環境管理(病棟・病室で行わない)を行ったうえでの面会が行われている. また, 補完, 代替手段としてパソコンやスマートフォンを用いた web 面談や電話機会の増加が試みられている.

　医師やスタッフが病状説明で家族と面談する場合, 院外関係者との退院前ケアカンファレンスなどの会議・面談は最小限とし, web 会議やメール審議の併用が行われ, 集まる場合には, 密を避ける環境設定と短時間化を行っている[2]. 義肢装具士などの外部業者の来院にあたっては施設の感染管理対策部門の外来者来訪の指示に従い, 基本的には, 前記チェックリストの利用, 感染予防策の徹底を行う.

外来リハビリテーション訓練

　COVID-19 蔓延当初, 外来リハビリテーション訓練は中止, 頻度の低下を余儀なくされることもあった. これはウイルスが外部から持ち込まれることを防ぐ目的であった. その後, 対策を十分に行うことで施行が可能となってきた. ポイントは, ① 事前の本人, 同居人の体調・行動確認, ② 感染予防策を講じ, 機器などの器材の消毒, 密を避ける, ③ 換気状態のモニタリングである. 具体的には患者本人の検温や体調確認に加え, 同居家族や周囲の人の体調不良者の有無, 感染リスクの

ある行動の有無などを確認することが重要となる.

　接触感染リスクを下げること，飛沫が飛ばない工夫をすること，換気のよい環境を作ること，の3点が重要となる．特に換気は徹底する．飛沫を防ぐためにはマスクの種類が重要となり，患者もサージカルマスクを正しく装着するようにする．布マスク，バンダナ，ネックゲイターは，効果が限定的となり推奨されない．

　ゾーニングも行われている．空間的・時間的な分離が接触機会を減らすことにつながると言われ，外来と入院患者が使用するリハビリテーション室を，空間的もしくは時間的に分けることが推奨される．場所的に分けられなくとも，外来と入院患者の訓練の時間帯を分ける，患者間に十分なスペースを設ける，といった対応が推奨される．スタッフも外来と入院を担当するスタッフの間で分けることが望ましく，難しい場合は担当する時間を分けるなどの工夫をすることが推奨される．

　訓練用具，プラットフォームなどは，使用前後に毎回消毒を行う．外来ではリハビリテーション室での訓練となることが多いが，部屋の構造や窓・扉の場所に合わせて換気を行うとともに，人数に留意する．換気はドアが1つしかないような環境では，開けっ放しにすることも考慮する．ほかの患者との距離は2m以上空けることがすすめられ，施設の構造や状況的に可能であれば，屋外での訓練も取り入れる．家族などの同席は控えるか，人数制限を行なって感染伝播を予防する．

　換気の状態のモニタリングも重要で，二酸化炭素濃度をモニタリングすることが提案されている．二酸化炭素濃度の目安として概ね1,000 ppm以下が良好な環境であるとされており，モニタリ

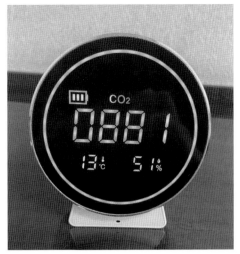

図 1. ポータブル二酸化炭素濃度測定器

ングをしながら，1,000 ppmを超えた場合には換気を行うことがすすめられる．なお二酸化炭素濃度測定方法には複数あり，臨床現場での使用では，NIDR（Non Dispersive InfraRed：非分散型赤外）方式が精度とコストのバランスが取れており，市販品で2〜3万円程度の価格で入手可能である（図1）．

　リハビリテーション訓練手技は外来設定でも入院設定と同様に，飛沫の排出が多い呼吸リハビリテーション訓練，摂食・嚥下リハビリテーション訓練でより注意が必要である．外来患者は外部の人と関わることが多く蔓延期においては感染しているリスクが入院患者に比して高いと考えられ，必要性と安全性のリスクベネフィットを見て行うことがすすめられる．飛沫が出る手技の実施の際には，担当者はフルPPEを装着し，周囲と十分な距離を取り，換気を十分に行う[4]．

　なお，換気の方法の工夫として窓の配置や換気回数・時間と感染リスクの関係性について，表1にまとめる．換気回数や換気時間のみでなく，窓

表 1. 換気回数と感染リスクの関係[3]

	1時間あたりの換気回数　回／時間	感染リスクを90%下げるのにかかる時間
窓を閉め切って換気していない部屋	0.1〜0.5	5〜25時間
窓を1つだけ開けた部屋	1〜2	1〜2時間
機械で換気された窓のない部屋	4	37分
広く窓を開けた部屋	10	15分
対角線上に窓を広く開けた部屋	40	5分

（文献3より）

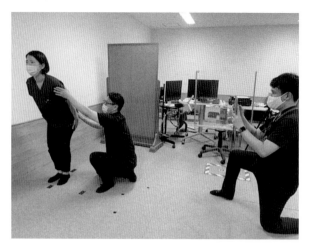

図 2. 動画配信プログラム撮影風景

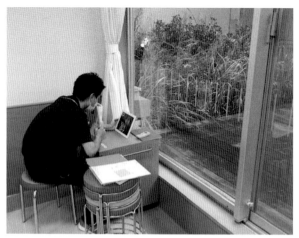

図 3. リモート訓練
タブレットと通信ソフトを用いて資料を提示し患者の
様子を見ながら遠隔でリアルタイムで診療

の配置も換気効率に関連している.

工夫したリハビリテーション訓練方法

1. オンデマンドでの訓練：患者・家族に向けた動画配信の取り組み

各疾患を対象に，患者，家族，専門職向けに自宅でも行えるリハビリテーションの方法を，動画配信サイト（YouTube 公式チャンネルなど）を使って公開し，退院後の自主訓練や外来通院の頻度が減少する際の補助資料として使ってもらう取り組みが散見されている．たとえば国立精神・神経医療研究センター病院では ① 筋ジストロフィー患者の家族にもできる，手足の筋肉や関節拘縮予防のストレッチ方法や運動の注意点，② パーキンソン病の方が自分でできる姿勢や自宅内歩行練習の注意点，③ 脊髄小脳変性症や筋萎縮性側索硬化症の方に接している専門職への，当院で行っているリハビリテーション内容や研究成果のご紹介を，COVID-19 蔓延期に作成，配信した．その後も運動やストレッチの紹介を充実させるほか，生活環境や身体状況の確認方法などを紹介するものに展開し，リハビリテーションのデジタル化の一翼として発展している（図 2）.

2. リモート訓練プログラムの試行

感染対策で直接診察が困難になる患者には，パソコンやタブレット端末を用いた市販のリモート会議システムで，リモートリハビリテーションも展開されている．言語聴覚士が言葉や飲み込みについて外来で評価した後に，発声や音読練習といった自主トレーニングの指導を組み合わせている．このノウハウを生かして，COVID-19 病棟で理学療法士がリモートで病棟訓練指導を行い，作業療法士が日常生活動作や社会生活についての訓練を行うプログラムも展開されている．入院した患者が入院時よりも活動性が向上して退院されたケースもあり，遠隔でのリモートリハビリテーション訓練は感染のリスクを減らせるだけでなく，今後の展開として通院が困難な場合や遠隔地であっても実施できる利点がある．海外では遠隔訓練アプリなどが開発されており，我が国でも普及できる手がかりになればと取り組みが進んでいる（図 3）.

検査手技について

嚥下造影や呼吸機能検査は飛沫，エアロゾルの出る手技であり，かつ X 線室は窓がなく換気が不十分なことが多い．X 線室の部屋の換気の状態を事前に調査すること，各々の患者の検査の間に一定時間ドアを開けて換気を行うなどの対策が必要となる．そのうえで，飛沫，エアロゾルが出現す

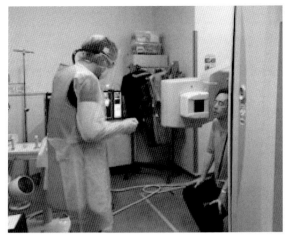

図 4. フル PPE での嚥下造影検査

る手技における注意点をまとめる.

　基本的には特に感染蔓延期には標準予防策,換気を十分に行い,環境衛生管理を行うことが大前提になる[4].その前提のもと,エアロゾルの発生リスクを伴う手技(AGPs(aerosol-generating procedures)[5]に当たる訓練),エアロゾルの発生する(AGPs)リスクのある,呼吸リハビリテーション診療,咳嗽を伴う直接嚥下ハビリテーション評価・訓練を行うことを最小限にすることをすすめられており[6],行う場合には医療従事者はフル PPE(N95 マスク,アイシールド,ガウン,手袋)着用でリハビリテーション診療を行うことがすすめられている.そのため,嚥下造影では施行者はフル PPE で防備し,必要最小限の摂食評価を行うことがすすめられている(図 4).

最後に

　2019 年から始まった COVID-19 蔓延時の急性期病院における対応を概観した.感染拡大による社会への負荷は大きく,多くの苦しみがある中,不断の努力のもと,COVID-19 の全体像が見え,

対策が可能となってきた.そのため,着実な対策をとり,リハビリテーション医療の提供も十分可能な体制となってきた.今回の経験を踏まえ,今後起こり得る新興感染症のパンデミックの際に迅速かつ安全な対応を行い,適切なリハビリテーション医療を提供する礎としたい.

文　献

1) 日本リハビリテーション医学会感染対策指針(COVID-19 含む)策定委員会編:日本リハビリテーション医学会感染対策指針(COVID-19 含む).〔https://www.jarm.or.jp/guideline/index.html〕
   Summary 日本リハビリテーション医学会から 2022 年に刊行された COVID-19 パンデミックを踏まえ,新興感染症対策を下に入れた感染対策指針.
2) 厚生労働省老健局老人保健課:新型コロナウイルス感染症に係る要介護認定の取扱いについて.〔https://www.mhlw.go.jp/content/000626161.pdf〕
3) 欧州疾病予防センター:〔https://www.ecdc.europa.eu/sites/default/files/documents/Heating-ventilation-air-conditioning-systems-in-the-context-of-COVID-19-first-update.pdf〕
4) 日本嚥下医学会:新型コロナウイルス感染症流行期における嚥下障害診療指針.〔https://www.ssdj.jp/new/detail/?masterid=113.〕
   Summary 感染のフェーズに合わせた嚥下障害診療における感染対策をいち早く明示した指針.
5) Klompas M, et al:What Is an Aerosol-Generating Procedure? *JAMA Surg*, 156:113-114, 2021.
   Summary エアロゾル発生について医療行為において明示している.
6) CDC:Strategies for Optimizing the Supply of N95 Respirators.〔https://www.cdc.gov/coronavirus/2019-ncov/hcp/respirators-strategy/index.html〕

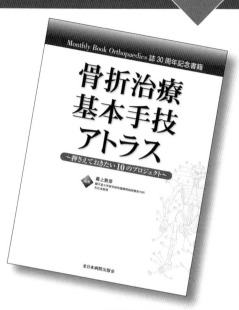
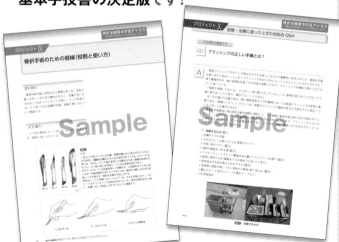

MB Med Reha **No.290**：31-36, 2023

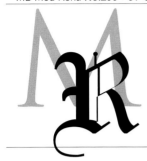

特集／コロナ禍の経験から得た感染症対策

回復期リハビリテーション病棟での COVID-19 への対応

今井由里恵*

Abstract 回復期リハビリテーション病棟には，① 他院からの転院患者を受け入れる，② リハビリテーション室で訓練を行う，③ 外部の人間と接することが多い，などの特徴がある．このため，急性期病院とは異なる配慮を必要とする．

当センターでは，回復期リハビリテーション病棟の特徴を踏まえ外部からの感染防止策・クラスター防止策・発熱時の対応を行い，2023 年 3 月現在クラスターの発生や長期間の訓練中止が起こることなくリハビリテーション治療を継続することができている．

2023 年 5 月には新型コロナウイルス感染症は 5 類感染症へ変更されており，今後は現在の規制をどう緩和させていくかが課題である．回復期リハビリテーション病棟では，患者がなるべくリハビリテーション治療を中断せず入院生活を全うし順調な在宅生活の再開ができることを最優先事項とし，引き続き今後の感染対策を検討したい．

Key words 回復期リハビリテーション病棟(convalescent rehabilitation ward), 新型コロナウイルス感染症(coronavirus disease 2019；COVID-19), 感染対策(infection control)

はじめに

2019 年から世界中で猛威を振るった新型コロナウイルス感染症(coronavirus disease 2019；COVID-19)により，急性期病院だけではなく，回復期リハビリテーション病棟(以下，回復期病棟)も大きな影響を受けた．

回復期病棟では，医療者がCOVID-19 に罹患した患者を直接診療する機会は少ないながらも，急性期病院とは異なる配慮を必要としている．

今回は回復期病棟における COVID-19 対策に関して，当センターで行っていた，または現在も行っている対策と，難渋した点を中心に述べる．

当センターの紹介

当センターは入院・外来リハビリテーションのほかに更生相談所・障害者支援施設・健康増進施設を有するリハビリテーション専門施設であり，入院・入所患者だけでなく通院・通所患者も多い．

入院病床は 120 床あり，そのうち 1 フロア，43 床が回復期病棟である．2021 年度の患者層としては，整形外科疾患術後が 36.7％と最も多く，脳血管障害が 34.0％，頚髄損傷など脊椎疾患は 18.9％，頭部外傷 4.8％，その他が 5.4％であった[1]．平均年齢は 55.9 歳[1]で一般的な回復期リハビリテーション病院の入院患者の平均年齢[2]より約 20 歳若い．

* Yurie IMAI, 〒 362-0057 埼玉県上尾市西貝塚 148-1 埼玉県総合リハビリテーションセンターリハビリテーション科，医長

表 1. 転入時のチェック項目

- 直近２週間の発熱・呼吸器症状の有無（体温表の提出）
- 紹介元病院でのクラスター発生の有無
- 患者本人の当日の発熱・呼吸器症状の有無
- ワクチン接種歴
- 同行者の体調，直近・当日の発熱・呼吸器症状の有無

当センターにおける COVID-19 対策の経過

当センターで初めて COVID-19 について協議がなされたのは，2020 年 1 月下旬頃のことであった．その後市中での COVID-19 患者の発生に伴い，2 月下旬には面会制限やマスクの装着に関して検討が開始された．感染対策は当センターの医師・看護師・セラピスト・事務局職員で構成される当センターの感染防止対策委員会を中心に検討された．具体的な対策は，政府の発表する『新型コロナウイルス感染症対策の基本的対処方針』や，厚生労働省の発表する情報を参考に検討された．

回復期病棟特有の感染症対策の実際

回復期病棟は，一般的な入院病棟と異なり，次のような特徴がある．
① 原則として他院からの転院患者を受け入れる．
② リハビリテーション室で訓練を行うことが多い．
③ 退院に向けて，家族やケアマネジャーなどの外部の人間と接する機会や外出・外泊の機会が多い．

これらの特徴は COVID-19 の感染予防やクラスター予防の阻害因子となり得るものであり，感染対策には苦慮する点が多い．以下に実際に当センターで苦慮した点と対策を述べる．

1．医療資源の確保

第 1 波，2 波の頃には医療資源の不足が目立った．当センターはリハビリテーション専門施設であり，通常は隔離が必要な感染症患者の診療を行っていないため，個人防護具の備蓄が少なく，

N95 マスクに至っては第 1 波時点での備蓄量はわずか 1 箱であった．当時は供給自体も停止となったため，マスクは汚染時を除き再使用していた．プラスチックエプロン，ガウンやアイガードは障害者支援施設の職員が手作りで作成し使用していた．

2．外部からの感染防止策
1）転入患者の受け入れ時の対応

当センターの回復期病棟への入院は，原則として地域にある複数の急性期病院から転院する患者を受け入れている．外部からの感染防止のために，転入患者が COVID-19 に罹患していないかを確認することは重要である．ソーシャルワーカーや看護師を通じて前医入院中の状況はある程度確認が可能（**表 1**）だが，脊髄損傷患者や脳卒中患者などでは転院直後に発熱する患者もおり，COVID-19 による発熱か否かを判断することは困難であった．このため，対応開始当初は転入患者を 7 日間の個室隔離とし，発熱・呼吸器症状の出現がないことを確認したうえでリハビリテーション治療を開始した．2020 年 12 月からは院内で簡易抽出による核酸検出検査が行えるようになったことを受けて，段階的に対策を緩めた．現在は，転入当日に抗原定量検査を実施し陰性を確認すること，転入前 14 日間の体温表を提供してもらい，直近での発熱や呼吸器症状がないこと，前医でのクラスター発生の事実がないことなどを条件に，転入翌日からリハビリテーション治療を開始している．抗原定量検査は無症状者に対しても特異度が比較的高く，病床稼働率を考慮し現在の対応に至った．なお，事前に前医でのクラスター発生の

情報があった場合には，転院を延期することもあるが，転入後に発覚した場合には，患者を濃厚接触者と見なして5日間の個室隔離を行い，体調に変化がないことを確認したうえでリハビリテーション治療を開始している．

2）病状説明，面会，外出・外泊，家屋調査，外出訓練，介助指導などの制限

a）病状説明：回復期病棟では，入院後2週間以内，以降月1回，また退院前にリハビリテーション総合実施計画書に基づき本人・関係者に病状説明を行うことが義務付けられているが，医学的な所見だけでなく障害や社会的背景を踏まえた説明が必要であり，長時間になることが多い．入院時説明も同様である．このため，入院時診察はなるべく簡素化し，説明もなるべく短縮するようセンター内で周知された．また，定期的な病状説明は原則として電話などで行うこととした．

b）面 会：面会制限は感染拡大状況により適宜変更したが，1回につき約10分とし，面会時間を14～17時にする．対象者を同居家族に絞るなど，患者と面会者が距離を保って面会しているかを職員が確認できる．万が一患者に感染者が発生した際に感染経路を確認できることなどを重視した．高次脳機能障害を認める患者では面会時間を遵守できない場合があり，面会時間は短く設定した．代替案として，電話ができるスペースを拡大することや，自分で連絡ができない患者に対しては家族とあらかじめ時間を設定しておき職員が患者と一緒に定期的に電話を掛けるなどの対応を行った．

c）外出・外泊，家屋調査，介助指導：外出・外泊は原則中止としたが，家屋調査や外出訓練は在宅生活や社会復帰のために重要であるため，緊急事態宣言中を除き対象を絞り決行した．ただし，なるべく短時間におさめることとし，実施前の同行家族の体調確認と実施後の患者の個室隔離を行うこととした．

介助指導に関しても，同様の理由でどうしても必要なものに対しては実施した．はじめに別室で看護師やセラピストが文書や動画を用いて説明し，その後患者と実践することで，患者本人との接触が最小限となるよう心がけた．吸引や経管栄養投与の練習は外来で人形を用いて実施した．

以上のように，どうしても必要な場合を除き，入院患者が院外の不特定多数の人間となるべく接触を避けるように心がけたが，一方で家族が患者の症状を理解しづらいケースもあった．身体機能や動作能力については動画を用いて供覧したが，高次脳機能障害については具体的なエピソードを用いて説明しても家族の実感が湧かず，退院して初めて実感するということもあった．このため，退院後は早めに外来受診日を設定し，トラブルシューティングに努めた．

3．クラスター防止策

1）患者の住み分け

a）入院患者の住み分け：一般的に回復期病棟では，病棟でのリハビリテーション治療だけでなく，機器が設置されたリハビリテーション室に出向いて訓練を行うことが多い．当センターでも，通常は病棟の区別を分けず，実施する内容に応じてそれぞれ理学療法室・作業療法室・言語聴覚療法室でリハビリテーション治療を行っている．コロナ禍が始まった当初はプラットフォームや机の間隔をあけ，密にならないように留意したが，患者が途中でマスクを外す場合もあることから，障害者病棟と回復期病棟とでリハビリテーション治療を行う場所の住み分けを行った．現在は機器の差がなく訓練ができるように可能な範囲で機器を移動したうえで，障害者病棟の入院患者は理学療法室で，回復期病棟の入院患者は作業療法室で訓練を行っている．

b）外来患者・施設利用者との住み分け・動線の区別：当センターは，入院患者だけでなく外来患者や施設入所者・通所患者も利用する．回復期病棟を退院した患者が外来や施設を利用しているケースが多く入院・入所患者と外来・通所患者の交流もある．不特定多数との接触を避けるため，

入院・入所患者と外来・通所患者で動線を分けた．コロナ禍以前は入院・外来に関わらず同じリハビリテーション室を使用していたが，第1波の緊急事態宣言後に外来リハビリテーション室を設置し，入院患者との接触がないよう配慮した．現在は自動車運転シミュレーターのみ共用しているが時間予約制としており，入院・外来患者が同時刻に同じ場所を使用することはない．

2）職員の感染対策

普段職員は専従の者を除き複数の病棟や外来で勤務する場合があるが，職員が感染した場合に複数の病棟に影響が及ぶことがないよう，セラピスト・看護師の配置をなるべく固定するようにした．また，1日のうちで複数の病棟をまたぐことがないようにし，職員が感染した場合に接触者の特定がしやすいように留意した．

また，セラピストはリハビリテーション治療中に長時間の患者との身体接触を伴う場面が発生する．そのため，適切な感染対策を行わない状況で患者もしくはセラピストが感染した場合には，お互いが濃厚接触者に該当することとなる．看護師は入浴や食事など，患者がマスクをしていない場面の介助をすることが多い．特にオミクロン株流行後は職員の感染が増え，どこまで職員が感染対策を行うかの判断に苦慮した．個人防護具の備蓄や個人防護具の長時間装着による負担を考慮し感染管理チーム（infection control team；ICT）で検討した結果，セラピストや看護師が患者と接する場合には接触前後の手洗い・手指衛生に加え極力N95マスクを装着することとした．患者からエアロゾルが発生し得る食事介助時や言語聴覚療法実施時，嚥下造影や嚥下内視鏡実施時だけでなく，理学療法士・作業療法士が介入する場合も同じ対策を実施している．ガイドラインで推奨されている本来の使用目的とは異なるが，N95マスクを適切に装着することによりウイルスの排出量が減少するという研究[3]もあり，職員から患者への感染防止対策として一定の効果があると考えている．N95マスク装着開始後は職員からの感染例は認め

ていない．

以上の対応により，患者・職員で感染者が発生しても幸いクラスターとなることなく現在まで経過しており，感染者が発生した際のリハビリテーション治療の中止も最小限に留めることができている．

4．感染が疑われる場合の対応

1）患者に感染が疑われる場合

回復期病棟では，平時も肺炎や尿路感染症などにより発熱をきたす患者が多い．一方で万が一COVID-19に罹患した状態でリハビリテーション治療を継続した場合，患者が一か所に集まり患者同士の交流も多い回復期病棟では，クラスターが発生する可能性が非常に高く，慎重な対応が必要である．37.5℃以上の発熱や呼吸器症状を認める場合は一旦リハビリテーション治療を中止し，個室隔離とした．そのほか，発熱の原因が明らかな場合や解熱後24時間に体調の変化がないことを確認できた場合には，隔離解除とした．また，職員の感染後に担当患者が発熱した場合など，COVID-19の感染が強く疑われる場合は，該当患者だけでなく同室者もリハビリテーション治療を中止し陰性が確認されるまでコホーティングした．

2）職員に感染が疑われる場合

職員の感染が疑われる，もしくは感染した場合や濃厚接触者になった場合には，ICTが濃厚接触者・濃厚接触者には該当しないが接触歴のある患者のリストを作成し，濃厚接触者はリハビリテーション治療の中止と個室隔離（場合によってはコホーティング），接触歴のある患者はリハビリテーション治療を継続するが，5日間体調を確認することとした．

コロナ禍における恩恵

以上のようにCOVID-19による悪影響や対応方法の変更は多岐にわたったが，以下のような恩恵もあった．

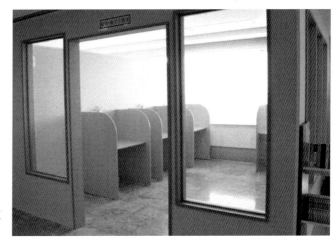

図 1.
就労・就学支援室

1. 感染対策に関する知識の向上

　当センターはリハビリテーション専門病院であり，感染症を専門とする医師は勤務しておらず，コロナ禍以前の感染対策は，非感染症専門医師・感染管理認定看護師を中心に行っていた．また，当センターでは従来耐性菌を検出する患者に対しても，検体に触れる時のみ標準予防策を実施しており，個人防護具を装着する機会はほとんどなかった．レクチャーなどで一般的な感染対策についての情報は得ていたものの臨床で実践する機会は少なく，どの職種の職員も感染症に対する知識が不足していたことは否定できない．そのため，コロナ禍に際し感染対策に対する一般的な知識を再確認する必要があった．感染管理認定看護師や感染防止対策委員会を中心に院内マニュアルや周知資料を作成し，知識の共有を図った．プラスチックガウンや N95 マスクの装着は，感染管理認定看護師や急性期病院での勤務経験がある職員が他の職員に指導を行った．今回の経験により，職員の感染対策に対する知識の向上・定着が得られたと感じている．

2. 電話面談の定着

　当センターの回復期病棟に入院する患者は就労・就学が可能な世代がほとんどであり，家族も就労していることが多い．平時は対面での病状説明を実施していたが，仕事を休んで来院してもらうことになり，家族の負担となっていた．電話面談の実施により，患者・家族の負担軽減につながったと考える．もちろんすべてのケースで電話面談が実施できるとは限らないため，適応は患者・家族の理解度や説明内容を踏まえ慎重に検討すべきである．

3. オンライン会議・Wi-Fi 環境の整備

　コロナ禍に入り，職員の業務用パソコンにオンライン会議システムをダウンロードできるようになった．これにより，それまで日程調整に期間を要していたケアマネジャー(介護支援専門員)や訪問診療医師・看護師・セラピストとの退院前ケアカンファレンスも，比較的スムースに実施できるようになった．現在は，院外の関係者との多職種カンファレンスを実施する際にはオンライン会議システムを使用することが多く，動作の確認や介助指導を行う際のみ少人数で来院していただいている．

　また，これまでセンター内の Wi-Fi 環境の整備が進んでいなかったが，患者のテレビ電話環境の整備をきっかけに，病棟内の共有ロビーで患者が Wi-Fi を使用できるようになった．それによって患者が家族との交流を維持できただけでなく，リモートワークや学生のオンライン授業のための「就労・就学支援室」(図1)を設置することができた．近日中には全館の Wi-Fi 環境が整備される予定であり，リハビリテーション治療中もスマートフォンやタブレットを使用した訓練が可能となる見込みである．

今後の課題

　今回は手探りの中で検討を行い，現状に落ち着いた．2022年2月に日本リハビリテーション医学会より「日本リハビリテーション医学会感染対策指針（COVID-19含む）」が刊行され，今後のリハビリテーション医療における感染対策はよりスムースかつ標準化されることが期待される[4]．

　2023年5月には5類感染症へ変更されており，今後は現在の規制をどう緩和させていくかが課題である．回復期病棟では，患者がなるべくリハビリテーション治療を中断せず入院生活を全うし順調な在宅生活の再開ができることを最優先事項とし，引き続き今後の感染対策を検討したい．

文　献

1）埼玉県総合リハビリテーションセンター：埼玉県総合リハビリテーションセンター令和4年度事業概要．第3医療部門（2リハビリテーション看護）（2022年）．〔https://www.pref.saitama.lg.jp/documents/80484/03-2-rihakango.pdf〕
2）日本慢性期医療協会：「回復期リハビリテーション病棟　入院患者調査」集計結果まとめ（2021年）．〔https://jamcf.jp/enquete/2021/06_kaifukukiriha.pdf〕
3）Ueki H, et al：Effectiveness of face masks in preventing airborne transmission of SARS-CoV-2. *mSphere*, **5**(5)：e00637-20, 2020.
　Summary　感染性のSARS-CoV-2を噴霧できるチャンバーを開発し，その中に人工呼吸器を繋いだマネキンを設置して，マネキンに装着したマスクを通過するウイルス量を調査した研究．
4）日本リハビリテーション医学会：日本リハビリテーション医学会感染対策指針（COVID-19含む）（2022年）．〔https://www.jarm.or.jp/document/guideline_jarm_infection.pdf〕
　Summary　リハビリテーションに関連する感染対策の総論と入院・外来・訪問・通所などの状況別に分けた感染対策の注意点がわかりやすく記載されている．（2021年12月時点での情報）

MB Med Reha **No.290**：37-42, 2023

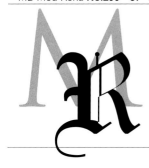

特集／コロナ禍の経験から得た感染症対策

当訪問リハビリテーションにおける COVID-19 の影響と対応

佐藤健三*

Abstract　訪問リハビリテーションは，地域リハビリテーションの一翼を担うべき1サービスである．そして地域生活の再建を支援するためには直接的な訪問リハビリテーションのみでなく，関連機関が一丸となって支援していく必要があり，積極的かつ質の高いリハビリテーションマネジメントが欠かせない．そのような訪問リハビリテーション業務に COVID-19 が及ぼした影響は大きく，病院・施設と在宅支援サービスの連携，在宅支援サービス間での連携・協働，実際の訪問リハビリテーションの現場やリハビリテーションマネジメントにおいて対応に苦慮する場面は少なくなかった．

　そこで本稿では，当訪問リハビリテーション事業所における COVID-19 の感染予防策を紹介するとともに，訪問リハビリテーションへの影響と対応について，当訪問リハビリテーションの直接的支援・間接的支援で実際に経験してきた現場での具体的な諸問題と対応などについて，生活準備期・生活混乱期・生活安定期・生活展開期のステージ別に述べる．

Key words　訪問リハビリテーション(home-visit rehabilitation)，新型コロナウイルス感染症(COVID-19 infection)，感染対策(infection control)，連携(alignment)，リハビリテーションマネジメント(rehabilitation management)

はじめに

　訪問リハビリテーションへのニーズは，古くはいわゆる寝たきり老人の解消を主目的とした屋内での直接的支援から始まり，昨今では地域での活動・参加行為の安定にまで拡大している．また地域生活の再建を支援する過程では，直接的支援のみでなく関連機関が一丸となって支援していくことが欠かせず，積極的かつ質の高いリハビリテーションマネジメント機能が求められている．そのような訪問リハビリテーションに COVID-19 が及ぼした影響は大きく，本稿では，当訪問リハビリテーションの経験をもとに，実際の現場への影響と講じてきた対応について述べる．

当法人・事業所の紹介

　当法人は高知市に所在しており，主に急性期医療を担う近森病院(449床)を中核に，精神科医療を担う近森病院総合心療センター(60床)，主に中枢神経疾患の回復期リハビリテーション医療を担う近森リハビリテーション病院(180床)，主に整形外科疾患の回復期リハビリテーション医療を担う近森オルソリハビリテーション病院(100床)，そして生活期リハビリテーションを担う訪問看護ステーションちかもりと訪問リハビリテーションちかもり，精神疾患の在宅生活を支援する訪問看護ステーションラポールちかもり，就労支援を展開する社会福祉法人ファミーユ高知，近森病院附属看護学校から成っている．

＊ Kenzo SATO，〒780-0843 高知県高知市廿代町2-22　社会医療法人近森会訪問リハビリテーションちかもり，主任・理学療法士

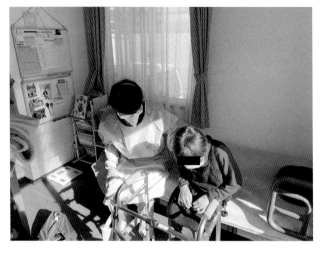

図 1.
COVID-19 感染拡大中における当訪問
リハビリテーションの一場面

　当事業所は，近森リハビリテーション病院を拠
点とした病院からの訪問リハビリテーション事業
所となる．利用者はすべて介護保険対象者であ
り，医療保険・障害福祉サービス対象者は，訪問
看護ステーションに配属の療法士が対応してい
る．訪問範囲は高知市を中心に隣接する5市町村
に渡り，専従OT2名・専従PT4名，非専従ST
1名の計7名体制で活動している．昨年の実績は
年間延べ利用者数824名(年齢47〜97歳の平均
74.3歳)に対し，総訪問件数4,830件．利用者の
主疾患は脳血管疾患が約7割を占めており，要介
護度は要支援1・2，要介護1の軽度者が4割，要
介護2・3の中度者が5割，要介護4・5の重度者
が1割の内訳でおおむね推移している．

当法人・事業所における COVID-19 予防策

　当法人における COVID-19 の予防策は，国・県
が示す対処方針や感染状況などに応じて当法人の
新型コロナウイルス感染症対策本部が対応目安を
策定，適宜更新している．さらにこれを受けて当
院の感染対策委員会が中心となって各部門別の対
応目安を策定，適宜更新し，各現場で運用する流
れとなっている．
　以下，当事業所での具体的な COVID-19 の予防
策を述べる．

1．平時における感染予防

　当事業所では，国内における COVID-19 の主流
株がアルファ株であった第4波まで，平時は療法
士・利用者・家族のサージカルマスク装着のみで
対応していた．しかし，感染力の高いデルタ株に
置き換わった第5波の際，高知県の対応目安が初
めて非常事態に引き上げられ，感染拡大中は訪問
療法士全員が完全個人防護具装着にて対応してき
た(図1)．2022年11月における新型コロナウイル
ス感染症対策分科会によるレベル判断のための指
標の見直し以降は，当法人の対応目安レベル(レ
ベル1：感染観察，2：注意，3：警戒，4：特別警
戒，5：非常事態)のうちレベル2：注意以下なら
サージカルマスクのみ，レベル3：警戒以上で
N95マスクとゴーグルの着用を厳守することで日
常的な感染予防に努めている．

2．有事における対応

1）濃厚接触の場合

　**a）事業所スタッフが濃厚接触者となった場
合**：事業所スタッフが濃厚接触に該当した際は，
まず定量検査にて陰性を確認．無症状の場合，陽
性者との最終接触日を0日目として5日間の自宅
待機．その後，2日間は出勤前に定性検査を実施
し，陰性を確認後に出勤としている．ただし有症
状の場合は，症状軽快まで自宅待機とし，症状軽
快後2日間経過の後，同様の方法で陰性を確認の
上，出勤可能としている．またこれらは自宅待機
中に陽性者家族と接触をしない場合であり，家族
介護などの接触が必要なら，介護の終了日を0日
目として同様の対応をとることにしている．

　b）利用者が濃厚接触者となった場合：利用者

が濃厚接触者となったケースは，これまでに合計24名存在する．このうち同居家族が陽性となり濃厚接触に該当した者は9名，利用している介護サービスのスタッフ・同利用者が陽性となり濃厚接触に該当した者は15名存在する．対応として，前者ではサービス提供休止期間を10日間，後者では7日間を確保した後，サービス提供の再開前日に家族・本人の無症状を確認後，再開としている．また感染拡大地域在住者との接触があった場合は感染対策委員会と協議のうえ，接触状況や継続介入の必要性に応じて個人防護具装着の上でサービス提供を継続したり，10日間のサービス提供休止としたりしている．

2）陽性診断の場合

a）事業所スタッフが陽性となった場合：事業所スタッフが陽性となった際は，まず速やかに発症もしくは診断確定日の3日前までさかのぼって接触のあった利用者・スタッフとその接触状況などを確認し，対象者の定性検査を実施（検査が困難な利用者などは感染対策委員会の看護師が訪問して対応）．陽性を診断されたスタッフは，有症状の場合，発症もしくは診断確定日を0日目として10日間の自宅待機．その後，出勤前に定性検査を実施し，陰性を確認後に出勤可能としていた（2023年2月の対応目安見直し後は削除）．なお10日間経過しても症状が続く場合は軽快するまで自宅待機とし，症状軽快後，陰性を確認のうえで出勤可能としている．無症状なら隔離期間は7日で，それ以外の対応は同様である．

b）利用者が陽性となった場合：これまでに利用者が陽性となったケースは8名存在する．対応としては，まず速やかに発症もしくは診断確定日の3日前までさかのぼって接触したスタッフを確認し，定性検査を実施．陽性を診断された利用者は，発症もしくは診断確定日を0日目として10日間のサービス提供休止．その後，サービス提供の再開前日に無症状を確認後，再開としているが，有症状なら軽快するまでサービス提供を休止あるいは継続介入の必要性に応じて感染対策委員会と協

議のうえ，個人防護具装着にて再開としている．

当訪問リハビリテーションにおける COVID-19の影響と対応の実際

近年，訪問リハビリテーションの対象はすべてのライフステージに渡るが，中でも高齢者では，その状態像（生活機能が低下している状態像）から3つの疾病およびリハビリテーションモデルに分類した対象者像が示されている．いわゆる脳卒中モデル，廃用モデル，認知症モデルである．さらに脳卒中モデルをもとに，生活期における生活機能の時間的推移を，退院・退所時の生活準備・混乱期から，安定期，展開期，階段状低下期，終末期に分類し，各ステージにおける対象者への支援展開の考え方が整理されている[1]．当事業所では依頼元の約7割が母体となる近森リハビリテーション病院からの依頼のため，特に脳卒中モデルの生活準備・混乱期から展開期の支援に携わる場合が多い．

以下，「生活準備・混乱期」と「生活安定期・展開期」に分け，COVID-19が当訪問リハビリテーションに及ぼした影響と対応の実際について述べる．

1．COVID-19が「生活準備・混乱期」の当訪問リハビリテーションに及ぼした影響と対応

初めて障害を有した状態で病院から自宅へ退院した際，物理的な生活環境変化のみならず介護者などの人的環境の変化が伴う．これに本人・家族の価値観や生活習慣が加わることで，病院・施設でできていた生活行為が上手く遂行できなくなったり質的に低下したり，転倒や廃用症候群，全身状態の憎悪などが生じたり，不安定な心理状態に陥ったりしやすい．これを総じて生活混乱期と呼ばれている．したがって生活混乱期はできるだけ短期間で脱し，できるだけ早期に次のステージに移行することが望ましい．またこの時期の訪問リハビリテーションでは，退院直後の心身レベルと環境との適合を支援し，一時的な諸問題・課題をできるだけ早期に解決することが求められるが，

自宅退院する前の段階でどの程度，どのような退院調整がなされてきたのか如何によって生活機能の混乱の大小，訪問リハビリテーションの支援内容は大きく異なる．その要は家庭訪問指導と言える．コロナ禍前，当院では退院患者の約6割に家庭訪問指導を実施していた．患者本人，家族，SW，PT・OT，ケアマネジャー，テクノエイド業者の7者で実施することが標準的で，ケースの状態に応じて他職種を交え対応していた．また退院後から訪問リハビリテーションの利用が見込まれるケースに関しては訪問療法士も同行し，退院直後に生じる可能性がある問題・課題を病院スタッフと協働して予測・共有し，退院までに必要な動作練習やできるだけ適切な人的・物的環境を事前に整備しておくよう努めてきた．訪問療法士の家庭訪問指導への同行は，約3年間で約500件の実績を重ねており，退院直後の転倒減少，比較的速やかな参加支援への移行と早期のLSA（life space assessment）拡大など，効率的な支援展開につながる可能性を示唆する結果も得ていた．しかしながらコロナ禍に伴い，訪問療法士の同行は全面的に中止．ケアマネジャーやテクノエイド業者の同行もままならず，感染状況によっては担当療法士と患者・家族のみ，担当療法士と家族のみ，場合によっては家庭訪問指導自体を中止せざるを得ない時期もあった．退院前担当者会の開催に関しても当初は同様の状況であったが，当院では早くからリモートでの開催や，ガラス越しに部屋を分けた環境を設定しての開催など，できるだけ院内スタッフ・患者側と在宅支援チーム・家族側間の連携が途切れないような工夫と実践に取り組んできた．ともあれ，このような連携の日々は，生活混乱期に大きな影響を及ぼした．ケアマネジャーは，退院後から利用者・家族との面談とケアプラン立案となるため，訪問リハビリテーションではサービス提供開始までに長いタイムラグが生じる傾向にあった．また通所系サービスの利用は退院後の検討となる場合が多かった．そのため大きな介護負担や廃用症候群が生じるケースが少なくは

なく，実際の訪問リハビリテーションの現場では物的環境の追加・変更に追われ，ケアマネジャーや福祉用具貸与業者との密な連携による迅速な環境支援が求められた．ケースによっては各種リスクを回避するために急を要す調整が必要な場合もあり，事業所備品を貸し出したり，手造りで仮環境を整えたりすることもあった．また必然的に，次の生活安定期へ移行するまでに時間を要し，非効率な支援展開も招いた．現在，少しずつコロナ禍前の連携状況に戻りつつあるが，まだまだ満足のいく内容とは言い難い．今後，退院・退所時の連携に何らかの工夫は必要と思われ，引き続きの1課題と言える．

2．COVID-19が「生活安定期・展開期」の当訪問リハビリテーションに及ぼした影響と対応

生活混乱期を経て生活行為が一時的に成立した後は，ADLの自立場面拡大に加えIADLや役割活動の再建，さらには通所系サービスの利用のみならず，家族との外出活動やイベント活動，趣味・就労などの参加場面拡大に目を向け，生活の質の向上に支援展開していく時期となる．この時期は生活安定期・生活展開期と呼ばれており，目標達成状況に応じてサービス提供の修了を検討していく時期にもなる．なおここで言う修了とは，退院・退所後から生活展開期までのステージにおける目標達成と修了であることを付け加えておく．

1）「生活安定期・展開期」での直接的支援に及ぼした影響と対応

本ステージでの訪問リハビリテーションにおける直接的支援にコロナ禍が及ぼした影響の中で最も苦慮した対応は，感染を回避するために一定期間，利用サービスの休止を希望する対象者への対応であった．これまでに当訪問リハビリテーションの休止を希望されるケースは7件あったが，ケアマネジャーとの協働にて正確な情報提供と予防対策の説明を行い，できるだけ短期間の休止に留まるよう努めてきた．しかしながら特に通所系サービスの休止となると，感染リスクの高さから

強く留めることはできない反面，廃用症候群の予防や介護負担の軽減，社会参加場面の確保など，多くの支援が休止となるため対象者に及ぼす影響は大きかった．このため当訪問リハビリテーションでは介入頻度を適宜増減することで，できる限りの廃用症候群の予防や，通所系サービスに委ねていた ADL 介助を自宅での介護に切り替えるための物的・人的な環境調整を加えながら新たな生活障害の発生を予防してきた．またこのようなケースに加え，インフォーマルな社会活動が制限あるいは自粛する対象者も多かった．これらの結果，目標達成に時間を要す対象者数が増加し，当訪問リハビリテーション利用者のサービス利用期間はコロナ禍前には平均 9 か月前後であったのが，現在では平均 12 か月を超すまでに至っている．しかし大切なのは目標を見失うことなく社会的制限や感染状況に応じて柔軟なリハビリテーションマネジメントを展開することと言える．

次に苦慮した対応の 1 つとして，COVID-19 の治療を終えた後の利用者への支援が挙げられる．本ステージに移行してくると，対象者の多くは個々のニーズに応じた何らかの社会参加の場へ出向いている場合が多い．必然的に正しい感染対策を講じていても，どうしても感染してしまうケースは少なくはなかった．また利用者が陽性診断されると，基礎疾患を有しているため入院加療となるケースがほとんどであった．そうすると活動量の低下から多少なりとも廃用症候群を呈するのが一般的だが，COVID-19 罹患後では廃用症候群のみに留まらず多様な後遺症に難渋するケースも存在した．COVID-19 診療の手引きによると，罹患後症状は呼吸器系，循環器系，整形外科系，脳神経系など，多岐に亘ることが報告されている．中でも疲労感・倦怠感症状が最も多く，呼吸器と関連した疲労感・倦怠感の場合と独立した場合とがあり，後者の方が多いとされている．さらにその場合のリハビリテーションでは，運動負荷によって症状を悪化させる可能性があるため，自覚症状に応じながらアプローチ展開することが推奨されて

いる[2]．当事業所の利用者においても，稀に吐気と食事摂取量の低下が持続するケースもあったが，呼吸器とは独立した疲労感・倦怠感症状を訴えるケースが最も多かった．このような対象者では，推奨される通り，動作負担軽減を目的とした環境調整や自覚症状に応じた身体的リハビリテーション支援を実践している．しかしその分，改善に要する期間は予測以上に長く，症状が持続しやすい傾向にもあるため目標設定に苦慮する点も多い．COVID-19 後遺症ならびにそのリハビリテーションやマネジメントに関する報告はまだ少なく，今後とも実績の積み重ねが必要と思われる．

a）訪問リハビリテーション業務外での直接的支援への影響：訪問リハビリテーションは地域リハビリテーションの一翼を担うものであり，地域社会全体の資源を連携の対象としたリハビリテーションマネジメントの実践も重要な一役割と言える．しかし，不安や本人・家族の価値観などによって地域社会への参加の一歩がなかなか踏み出せないケースは少なくはない．そこで当事業所では，そのような利用者・家族が少しでも自主的に参加できるよう，訪問リハビリテーションスタッフが中心となってボランティアスタッフとなり，おおむねシーズンごとの祝祭日などを利用した「社会参加支援」を実践している．具体的な対象は，共通した趣味や役割活動，家族行事や季節行事などに興味・関心を持っている対象者のうち，実際の参加には消極的な利用者・家族同士．主目標は社会参加に対する自己効力感の向上，地域資源や住民への啓発活動の一環となることであり，既に実践している対象者をできるだけ交えるよう心掛けている．過去，様々な社会参加支援を実践してきたが，コロナ禍以降の約 3 年間は残念ながら中止しており，今後，できるだけ早期に再開できることを心待ちにしている．

2）「生活安定期・展開期」の間接的支援に及ぼした影響と対応

先にも述べたように，本ステージでは対象者のニーズや支援範囲・内容が多様化する場合が多

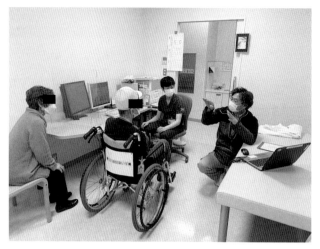

図 2.
リモートでの担当者会議の一場面

い．故に関連機関とのより密な情報交換・共有により，役割を分担しながら在宅支援チーム全体で対象者の生活再建を支援することが大切である．しかし感染状況が悪化した当初はリハビリテーション会議やサービス担当者会議が一時行えなくなり，電話・紙面を介したやり取りのみを強いられる時期もあった．そこで当事業所では比較的，早期からリモートでのリハビリテーション会議に切り替えており，移動時間の確保が困難で出席できなかった事業所の参加率も向上しつつある（図2）．コロナ禍がもたらしたプラスの影響と言え，リハビリテーション・ケアマネジメントを展開するにおいて効果的・効率的な 1 ツールとして定着してきた．ただし，特に繊細な問題・課題を解決したい場合，リモートではどうしても互いの微妙な反応や思考を捉えることができない場面があることは否めない．今後は，協議内容に応じてリモートと生活の現場での face to face の利点・欠

点を当てはめ，適切な協議の場を選択する運用が望ましいと考える．

おわりに

今後，これまでのコロナ禍で蓄積してきた医学的・社会的ノウハウを活かすことで，COVID-19以外でも，あらゆる有事の際に有効活用できるようなハイブリッドな仕組みの定着が期待される．

文　献

1) 日本訪問リハビリテーション協会編：新版　訪問リハビリテーション実践テキスト，青海社，2016.
2) 厚生労働省新型コロナウイルス感染症　診療の手引き　別冊　罹患後症状のマネジメント　編集委員会：「新型コロナウイルス感染症　診療の手引き　別冊　罹患後症状のマネジメント」（2022.10.14 発行）．〔https://www.https://www.mhlw.go.jp/content/000952747.pdf〕

MB Med Reha **No.290**：**43-48**, 2023

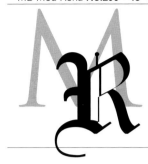

特集／コロナ禍の経験から得た感染症対策

COVID-19 を予防する職員教育

池田一樹[*1]　彦田　直[*2]　村永信吾[*3]

Abstract　新型コロナウィルス感染症の流行は，医療従事者に対して感染対策の重要性を再認識させた．様々な職種が働く医療機関において，全職員が質の高い感染対策を実行するためには，システム構築が必要不可欠となる．医療の質の評価の基本的な枠組みとして，ストラクチャー，プロセス，アウトカムの3つの視点に整理されたドナベディアンが提唱したモデルは有効である．感染対策の目的である感染予防と感染拡大防止を実現するためのアウトカム指標を設定し，ストラクチャーの整備とプロセス強化を行う．感染対策におけるストラクチャーとは，マニュアルや環境，教育プログラムの整備などである．プロセスとは，手指衛生遵守率や教育プログラムの受講率などであり，プロセス指標を定期的にモニタリングし，アウトカムに資する指標となっているかを検証し，その結果や対策を職員へフィードバックする．このような継続的な改善を図ることで，質の高い感染対策が実現できると言える．

Key words　感染管理（infection control），システム構築（systems construction），職員指導（staff guidance）

はじめに

2019年より始まった新型コロナウィルス感染症のパンデミックは，約3年が過ぎた現在もいまだに医療機関に損害を与えている．このパンデミックは，医療従事者に標準予防策や経路別感染対策を十分に理解し，実践することの重要性を実感させた．これら標準予防策や経路別感染対策を医療従事者が一丸となって実践することは，患者を守り，仲間を守り，自分を守ることにつながる．一方で，日々の業務の中で質の高い感染対策を実践することは必ずしも容易ではない．

本稿では職員へ感染対策を周知徹底するための当院の取り組みについて述べる．

感染管理におけるシステム構築

医療の質の基本的な枠組みは，米国の医師であるドナベディアンが提唱した構造（ストラクチャー）・過程（プロセス）・結果（アウトカム）という3つの視点で整理することができる[1]．ストラクチャーとは，医療を提供する環境・体制・設備・人員などのハード的な側面であり，医療を提供する潜在力を指す．プロセスとは，医療の提供過程や内容などが該当する．アウトカムとは，医療が提供された結果，患者に何が起こったのかということであり生存率や治癒率，合併症の発生率などが該当する．ドナベディアンが提唱したモデルを感染対策に置き換えた場合，**表1**となる[2]．

[*1] Kazuki IKEDA, 〒 296-8602　千葉県鴨川市東町929　亀田総合病院リハビリテーション室，副室長
[*2] Nao HIKOTA, 同病院リハビリテーション室，室長
[*3] Shingo MURANAGA, 同病院リハビリテーション事業管理部，部長

表 1. 感染管理におけるシステム

ストラクチャー	・組織・体制の整備 感染管理委員会の構成 マニュアル作成 教育プログラム ・環境整備 設備や物品の整備 経路別感染予防策が必要な患者の識別
プロセス	・手指衛生や経路別感染予防策の遵守 ・遵守率のモニタリングとフィードバック
アウトカム	・院内感染サーベイランス 院内感染の発生率 ・医療コスト ・在院日数

感染対策の目的は，医療関連感染の発生を未然に防ぎ，ひとたび発生した感染症が拡大しないように防止することである．目的を実現するためにアウトカム指標を設定し，アウトカム指標を達成するためにストラクチャーを整備し，プロセスを強化することが重要である．

ストラクチャー

2007 年 4 月に施工された改正医療法により，すべての医療機関において院内感染対策の体制確保が義務付けられた．これにより病院などの管理者は，4 項目（① 指針の策定，② 委員会の開催，③ 従事者に対する研修の実施，④ 感染症の発生状況の報告と改善のための方策の実施）について院内感染対策の体制確保に係る措置を講じなければならないと規定されている[3]．

1．感染管理委員会の設置

当院は，院内感染予防および対策に関する業務を実践するために設置されている地域感染症疫学・予防センターと病院長や各関係部門責任者および地域疫学感染症予防センターを構成員として組織する院内感染管理委員会と感染対策チーム（infection control team；ICT）がそれぞれ連携し，感染予防に努めている．

当院リハビリテーション部門には，8 つの関連事業所に約 250 名の療法士が在籍している．各事業所での横断的な活動を通し標準化を図る目的でリハビリテーション部門独自の委員会を設置している．その委員会の 1 つに感染管理委員会がある．委員は，各事業所から 1 名以上選出され，リハビリテーション部門に適した診療物品の感染管理，手指衛生遵守に向けた教育とモニタリングなどを担っている．各内容の詳細については後述する．

2．マニュアル策定

病院には，医師や看護師，療法士，清掃職員，調理士など様々な職種が働いており，当然ながら感染症に関する知識にもばらつきが存在する．そのような環境で感染症対策をばらつきなく実践するためには，マニュアルが必要不可欠となる．

当院ではISO9001 要求事項に基づくマニュアルが整備されており，院内感染管理マニュアルが策定されている．マニュアルには，総論として院内感染管理指針や感染管理の組織体制，アウトブレイク対応手順などが記載され，各論に手指衛生の手順などの標準予防策や感染経路別予防策について記載されている．全職員が院内webにて閲覧可能となっており，手順書として活用されている．

また，新型コロナウィルス感染症に関する新型コロナウィルス感染症対策方針のマニュアルも策定されている．内容は，「Ⅰ．持ち込まないための対策」と「Ⅱ．拡げないための対策」に大きく分けられ，「Ⅰ．持ち込まないための対策」には，人の移動に関する職員の学会参加や業者の来院規程，外来診療や入院診療などが記載されている．「Ⅱ．拡げないための対策」には，職員の健康管理や会食時の注意点などが記載されている．当院の新型コロナウィルス感染症対策方針は，感染状況や社会情勢，医療従事者のメンタルヘルスへの影響などを総合的に鑑みて，感染対策本部が適宜行動制限を緩和したり，強化したり調整している．本指針はこれまでに何度も更新されており，更新のたびに院内web掲示板にてアナウンスされ，全職員がリアルタイムに閲覧することができる．

3．教育プログラム

当院リハビリテーション部門では，新入職者に対して入職時集合研修にて感染管理の講義を行う．そこでは，感染対策の重要性と目的，標準予

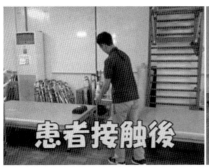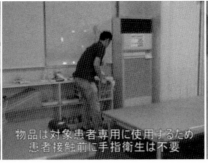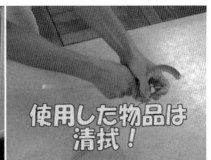

図 1. 手指衛生教育動画

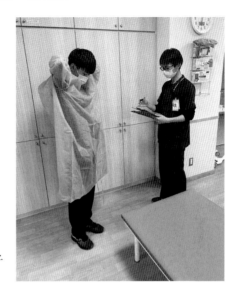

図 2.
PPE 実技指導とチェックシートでの確認の様子

表 2. 診療時に確認するスキルチェックシート

区分3	No	到達目標	教育方法	確認者	評価方法(一部基準)	評価者確認欄(日付とサイン)				
						1	2	3	4	5
社会人としてのマナー	17	社会人として必要な行動ができる(報告・相談・連絡ができる,身だしなみに留意できる,挨拶ができる).	リハビリ新入職者オリエンテーション/OJT	所属長	1か月間の勤務期間中に左記の到達目標が満たされている.					
感染管理	18	標準予防策や感染経路別の感染対策ができる.	患者を5例担当する	当日確認者	① 当該患者の感染対策を確認,② 手指衛生を適切なタイミングで行う,③ 必要に応じて感染防護具の装着ができる.					
患者識別	19	患者識別ができる.	患者を5例担当する	当日確認者	入院患者:腕ベルト2点識別(患者氏名とID確認)外来患者:2点識別(名前と生年月日確認)					
オリエンテーション	20	患者・家族へのオリエンテーションができる.	患者を5例担当する	当日確認者	① 挨拶,② 自己紹介,③ 患者氏名とID確認,④(リハ)目的と内容の概要を伝える,⑤ 当日の実施予定を伝える,上記①～⑤を患者5例確認					

防策について,手指衛生のタイミングと方法,感染経路別の感染対策について学ぶ.手指衛生のタイミングは,WHO が定めている5つのタイミングが一般的に周知されているが,感染管理委員会が実際のリハビリテーション場面を想定した手指衛生教育動画(図1)を作成し,教育資料として活用している.この動画は,リハビリテーション部門の職員に対して常に公開されており,いつでも視聴することができる.

個人防護具(personal protective equipment;PPE)の着用と脱ぎ方については実技指導を行っている.感染管理委員がチェックシートを用いて

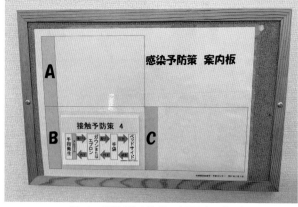

▲図 4. 経路別予防策の早見表の掲示

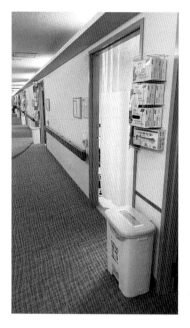

◀図 3.
各病室に PPE ホルダーの設置

表 3. リハビリテーション使用物品の処理方法

清拭の可不可	体液・血液不着の可能性	消毒・洗浄の種類	消毒薬
清拭可	唾液・血液など体液が付着する可能性が　ない（手や足に触れる場合など）	清拭による消毒	76.9〜81.4 vol%消毒用エタノール（ショードック）
	唾液・血液など体液が付着する可能性が　ある（小児物品を含む）	清拭による消毒	0.1%（1,000 ppm）次亜塩素酸ナトリウム（次亜塩素酸 Na フォーム）
清拭不可（布製品など）	唾液・血液など体液が付着する可能性が　ない（手や足に触れる場合など）	患者の皮膚が直接接触しない	消毒なし
		患者の皮膚が直接接触する	定期的な清掃または患者が手指衛生での対応

適切に実施できているかを確認する（図2）. チェックシートで実技確認が完了した後は，実際の診療場面における感染対策の実施状況をチェックシートを用いて確認している（表2）.

　N95 マスクについては，地域感染症疫学予防センターの感染管理認定看護師によるリークテストを受けて適切な N95 マスクの選定と装着手技を習得している.

4. 環境整備

　標準予防策を実施するうえで，擦式消毒用アルコール製剤や PPE の設置数や設置場所は重要となる. 手指衛生が遵守できない理由の1つとして，手洗い場や擦式消毒用アルコール製剤が使用しやすい場所にないことが挙げられる[4]. 当院では，2009 年の Joint Commission International（JCI）認証を初めて取得した際に全病室に擦式消毒用アルコール製剤や PPE ホルダーを設置した[5]（図3）. これによりどの病室においても擦式消毒用アルコール製剤や PPE へのアクセスは良好となった. リハビリテーション室も同様に各事業所の感染管理委員が定期的に環境整備ラウンドを行うことで，感染対策を遵守しやすい環境を整えている.

　経路別感染予防策を実施するためには，まず経路別感染予防策が必要な患者の識別が必須となる. 当院では，経路別感染予防策が必要な患者の病室の入り口やカーテンに感染経路別予防策の早見表を掲示し，対策方法が一目でわかるようにしている（図4）.

　また，リハビリテーション使用物品における処理方法を規定している（表3）. 使用物品が清拭で

きる物品か否かと体液・血液付着の可能性の有無で処理方法が異なる．感染対応の観点からリハビリテーション室の新規購入物品は，原則清拭可能な物品としている．

プロセス

当院リハビリテーション部門の感染管理委員会のプロセス指標は，1．手指衛生遵守率，2．教育プログラムの受講率，3．マニュアルや教育プログラムの更新である．

1．手指衛生遵守率

2014 年以降の手指衛生に関するレビューでは，手指衛生遵守率は 2〜88％とばらつきがあり，平均値は 41％であった[6]．また，手指衛生遵守率は，職種によりばらつきが生じる[7]．そのため，手指衛生遵守率のモニタリングは重要となる．

当院では手指衛生遵守率のモニタリングは直接観察法にて行う．手順は定められており，連続する 30 分間のモニタリングを原則とし，10 施行数以上を観察する．当院地域感染症疫学予防センターが作成したチェックリストに準じてモニタリングする．この直接観察法は各事業所で四半期に 1 度抜き打ちで実施され，療法士はモニタリングされていることに気づかないことが多いため，通常時の手指衛生遵守率に近い値をモニタリングできる．モニタリングされた手指衛生遵守率は，リハビリテーション部門の web 掲示板で公表される．

2．教育プログラムの受講率

教育プログラムの受講率は，データベース上で管理され，教育を受ける該当者の受講率が 100％となっているかをモニタリングする．教育プログラムを受講していない職員がいた場合，迅速に教育機会を確保している．また，教育プログラム受講後にミニテストなどを用いて理解度を確認している．

3．マニュアルや教育プログラムの更新

マニュアルや教育プログラムも感染管理委員会が定期的に見直しを図り，更新している．具体例として，前述した手指衛生教育動画（**図 1**）は，リハビリテーション診療場面において手指衛生のタイミングが理解しにくいという療法士からの意見を参考に教育プログラムを改善した．

プロセス指標は，定期的にモニタリングし，アウトカムに資する指標となっているかを検証する．また，モニタリング結果や対策を職員へフィードバックし，継続的な改善を図ることが重要である．

まとめ

2023 年 5 月 8 日から新型コロナウィルス感染症は，5 類感染症感に引き下げられたが，当然ながら医療従事者は引き続き感染対策を徹底していく必要がある．感染対策を全職員へ浸透させアウトカムを達成するためには，ストラクチャーの整備とプロセスの強化を行い，標準化を図るシステム構築が重要となる．マニュアルや環境整備，教育プログラムなどの整備のみでは不十分であり，手指衛生遵守率や教育プログラムの実施率を定期的にモニタリングし，結果や対策を職員へフィードバックすることが大切である．このような継続的な改善が，職員の感染対策への意識や行動の変化を促し，質の高い感染対策につながる．

文　献

1) Donabedian A：Evaluating the quality of medical care. *Milbank Q*, 44(3)：166-206, 1966.
2) 宮越浩一：感染管理におけるリハビリテーション部門責任者の役割．*MB Med Reha*, 199：10-16, 2016.
3) 厚生労働省：良質な医療を提供する体制の確立を図るための医療法等の一部を改正する法律の一部の施行について．医政発第 0330010 号, 2007.
4) Pittet D：Improving compliance with hand hygiene in hospitals. *Infect Control Hosp Epidemiol*, 21(6)：381-386, 2000.
5) 古谷直子：JCI を取得するために必要だったこと．*INFECT CONTROL*, 20：926-930, 2011.
6) Clancy C, et al：Hand-hygiene-related clinical

trials reported between 2014 and 2020：a com-
prehensive systematic review. *J Hosp Infect*,
111：6-26, 2021.
Summary 2014年以降の手指衛生に関するレ
ビュー. 手指衛生遵守率の向上のための介入は手
指衛生遵守率を改善する.

7）Lambe KA, et al：Hand hygiene compliance in
the ICU：A systematic review. *Crit Care Med*,
47(9)：1251-1257, 2019.

MB Med Reha **No.290**：**49-55**, 2023

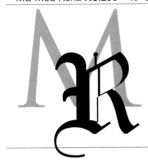

特集／コロナ禍の経験から得た感染症対策

COVID-19 を意識した学生教育

小林　毅[*1]　嘉成　望[*2]　丸　達也[*3]　石渡香住[*4]

Abstract　COVID-19 感染拡大により，小中高・大学などのすべての教育機関が多大な影響を受けた．ICT 化は，1 つの解決策ではあったが，その課題も指摘されている．作業療法士の養成教育に目を向けると，臨床実習の経験不足に対して入職後の新人教育を拡大したことの効果や学内演習をオンラインで実施した試みの報告がある．日本医療科学大学作業療法学専攻では，従来からの感染に対する授業に，改めて COVID-19 を意識した内容を加えることで学生の感染への意識向上に取り組んだ．さらに，学外実習のための臨床実習指導者との連携には，大学独自の指針（アラート）を活用するなどにより理解を図ってきている．これらの様々な対策を講じても，学生の教育に制限が生じたことも事実である．今後は，これらの教訓を活かして，通常からの学生の感染への意識向上，また，学校養成施設と臨床実習施設との連携強化により，養成教育から生涯教育にわたる一貫した学習の体制づくりが必要である．

Key words　作業療法教育（occupational therapy education），感染対策（infection control），学内教育（intramural education），臨床実習（clinical practice）

はじめに

　2019 年 11 月から始まった COVID-19 による感染拡大は，日本全国の教育機関に多大な影響をもたらした．オンラインでの授業の拡大に伴う ICT 化は，最小限の講義形式の「知識」に関する学習の機会は提供できたが，「知識」を含めて作業療法の臨床・実践現場で必要な「技能」や「態度」の教育には大きな課題が指摘されていることも事実である．また，養成教育だけではなく，卒後の新人教育や生涯教育にも多大な影響を及ぼした．田代ら[1]は臨床実習である学外実習経験の不足が卒後の職場の新人教育にどのような影響を与えたかを調査し，調査対象施設の 58.8％で新人教育の内容を拡充するなどの対応をしていた実態とその成果を報告している．また，荻山ら[2]は学外実習経験の不足を補うことを目的とした，オンラインで実習施設の臨床実習指導者から指導を受ける取り組みを報告している．関連する卒後の職員教育については，本特集の他稿に譲り，ここでは本学の大学としての全体的な取り組みと作業療法学専攻として従来から取り組んできた学生への感染対策の教育内容と COVID-19 感染拡大により意識的に教育に取り組んだ内容を，通常のカリキュラム，いわゆる大学内での授業と実習前に行う指導内容に分けて紹介する．

*[1]　Takeshi KOBAYASHI，〒350-0435　埼玉県入間郡毛呂山町下川原1276　日本医療科学大学保健医療学部リハビリテーション学科作業療法学専攻，教授
*[2]　Nozomi KANARI，同，助教
*[3]　Tatsuya MARU，同，助教
*[4]　Kazumi ISHIWATA，同，講師

表 1. 本学独自の NIMS アラート（令和 5 年 4 月 1 日からの段階は【1】を継続する）

段階	基準(内容)	課外活動	施設利用	窓口対応
【5】緊急事態	緊急事態宣言の発出されている状態(重大な緊急事態)	活動禁止	全て利用不可	休止．日時を限定してメールでの問い合わせのみ(曜日限定・時間限定)
【4】厳重警戒	緊急事態宣言が発出されており，外出の自粛要請等が出ている状態	活動禁止	原則として利用不可．ただし，一部施設において人数を制限して十分な感染防止を行ったうえで利用を認めることがある	休止．＜問合せ＞✉⇒月～金 ☎⇒曜日・時間限定
【3】警戒	まん延防止等重点措置が発出されており，大人数での行事，イベント等について自粛要請が出ている状態	活動禁止	利用制限をする．ただし，一部施設において人数・時間を制限して十分な感染拡大防止を行ったうえで許可する	原則，✉または☎での問合せ対応(月～金)，感染防止を行った上で，日時限定で窓口業務を行う場合がある(曜日・時間限定) ※原則 10：00～15：00
【2】厳重注意	自粛要請は出ていないが，感染拡大傾向にあり，感染への注意が必要な状態	原則，活動禁止．一部，許可する場合あり	利用制限をする．人数・時間を制限して十分な感染拡大防止を行ったうえで許可する	可能な限り，✉または☎での問合せ．感染防止を行ったうえで窓口業務を実施する
【1】注意	感染の危険性があるが，ほぼ平常時の状態	感染防止に注意し活動を認める	感染拡大防止に注意して利用を許可する	感染防止を行ったうえで窓口業務を実施する
【0】通常	平常時の状態	通常通り	通常通り	通常通り

大学としての全体的な取り組み

本学は，保健医療学部の単一学部であるが，リハビリテーション学科作業療法学専攻のほか，理学療法学専攻，診療放射線学科，看護学科，臨床工学科，臨床検査学科と 5 学科・2 専攻を有する医療専門職種を養成している．このため，医療従事者を目指す学生に対して，医療や介護・福祉などの現場の状況にも目を向ける必要性から，様々な方針を打ち出してきた．特に，職域接種に早期から取り組み，埼玉県内の大学では 2 番目に実施し，他大学と共同して副反応への調査も実施した[3]．

ここでは，本作業療法学専攻に，特に関係する点について紹介する．

1．本学独自の指針の策定と内容の周知

学内での警告レベル（段階）をわかりやすく周知するために，独自で指針を策定した（NIMS アラート）（表 1）．ここでは，警告レベル（段階）を【0】を平常時として，学生のサークルなどの課外活動，体育館などの施設利用を通常通りに可能，各事務業務窓口も 9：00～17：00 までの通常対応とした．一方で【5】では，「緊急事態」として政府の緊急事態宣言が発出されている下で，学生の課外活動や施設利用を制限し，事務対応も窓口業務を基本的に停止し，メールでの対応に限定するなどとした．

この 6 段階の内容の修正や段階の変更については，本学がある埼玉県や近隣の社会状況，学内の感染状況などにより，学内の専門委員会で随時，適切に検討して発出することとなっている．現在のところ 2023 年度に向けて，4 月 1 日からもアラートレベルは【1】を継続することとなった．

なお，その後，COVID-19 による感染症が 5 類感染症になったため，本学では専門委員会を解散し，アラートの発出を停止し，新たに感染症対策本部を設置して様々な感染に対応できるよう備えている．

2．学生への授業のオンデマンド配信

2020 年度当初の小中学校・高等学校・大学などの多くがオンラインでの授業などに切り替えていた時期では，本学も学生は自宅でインターネット上の大学システムに接続することで，担当教員が作成した動画授業で学習を進めてきた．特に，本学ではシステムの都合もあり，双方向オンライン授業ではなく，学生が動画を視聴するオンデマンド配信の講義であったため，視聴の可否はシステ

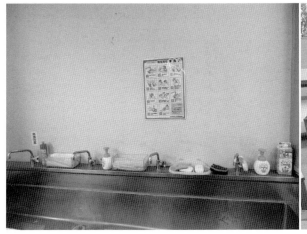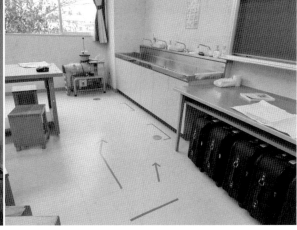

a | b

図 1.「手洗い実習」について
　a :「手洗い」方法の講義の後，実際に指導を受けた方法で手洗いをする.
　b : COVID-19 以降は，人との距離を保つために床に立ち位置と動線の目印をして指導した.

ムで記録を確認できるが，どの程度の理解を得られたのかなどについては多くの課題があったと受け止めている. その一方で，学生からは「何度も見返すことで，理解できた」という声も聞かれた点については評価すべきと考えている.

　現在は，学生も来学しての対面授業を主体としているが，一部の外部非常勤講師の講義形式授業についてはオンデマンドでの配信を行っている.

3．学生が来学しての実技実習授業

　医療専門職の養成にあたっては，養成課程での実技実習は欠かせない授業形態である. しかし，例えば，評価の実技では人と人の接触の課題だけではなく，当時は定員を 1/2 にするなどが感染対策に取り入れられていた時期であったため，実習室自体の人数が密となるなどの課題もあった. そこで，大学全体として，学科や学年ごとで学生が来学できる日程を調整した. 特に，作業療法学専攻では，実技実習教室の定員を 1/2 以下にするために，通常は 1 つの実習教室で実技実習をするところ，2 つの実習教室を使用し，教室をオンライン接続して教員の説明を他方の教室に投影するといった工夫を試みた. 加えて，マスクの着用はもちろん，ディスポ手袋の装着，フェイスシールドやガウンを着用するなど接触感染予防の指導にも取り組んだ.

　現在は，全学的にも学生の来学の日程調整はし

ておらず，実技実習室も通常通りに使用することとしている.

通常のカリキュラムにおける感染対策への理解

1．科目として教授している内容

1）基礎ゼミ（1 年前期）

　「大学生としての学習および社会人としての自立した生活や行動を身につける」ことを目標とした科目であるが，この中で「医療人としての清潔保持や感染予防」の一環として「手洗い」を実施してきている. 具体的には，手洗いの基本的な方法の講義の後，実習室内の水道で実際に手洗いをしている（図 1-a）. また，「健康自己管理表」を用いて，毎朝の体温計測と体調チェックの励行を促し，自身の健康管理とともに他者への感染を予防する観点を身につけるように取り組んでいる（図 2-a）.

　基本的な清潔の保持と感染予防の概念を学び，体験することは，医療専門職としての態度の一環となり，自覚を促すことにもつながると考えている.

2）神経障害評価学（2 年前期）

　本科目は，「脳血管障害，神経・筋疾患などの作業療法で接することの多い疾患・障害に対して，評価法の実技を習得する前提として講義により方法や手順などを学ぶ」ことを目的としている. この科目では，「嚥下障害」を学ぶ関連事項として，

健康自己管理表

※体温計を準備し、体調が悪いと感じるときに、自己の健康をチェックしましょう。
※体調不良の場合、実習指導者の先生と相談し、早期に治療しましょう。

(保険証も準備しておくようにしましょう)

氏　名＿＿＿＿＿＿＿＿＿＿

月　日	チェック内容	月　日	チェック内容
／	体温：　　℃、咳（＋・－） 鼻汁（＋・－）、頭痛（＋・－）	／	体温：　　℃、咳（＋・－） 鼻汁（＋・－）、頭痛（＋・－）
／	体温：　　℃、咳（＋・－） 鼻汁（＋・－）、頭痛（＋・－）	／	体温：　　℃、咳（＋・－） 鼻汁（＋・－）、頭痛（＋・－）
／	体温：　　℃、咳（＋・－） 鼻汁（＋・－）、頭痛（＋・－）	／	体温：　　℃、咳（＋・－） 鼻汁（＋・－）、頭痛（＋・－）
／	体温：　　℃、咳（＋・－） 鼻汁（＋・－）、頭痛（＋・－）	／	体温：　　℃、咳（＋・－） 鼻汁（＋・－）、頭痛（＋・－）
／	体温：　　℃、咳（＋・－） 鼻汁（＋・－）、頭痛（＋・－）	／	体温：　　℃、咳（＋・－） 鼻汁（＋・－）、頭痛（＋・－）
／	体温：　　℃、咳（＋・－） 鼻汁（＋・－）、頭痛（＋・－）	／	体温：　　℃、咳（＋・－） 鼻汁（＋・－）、頭痛（＋・－）
／	体温：　　℃、咳（＋・－） 鼻汁（＋・－）、頭痛（＋・－）	／	体温：　　℃、咳（＋・－） 鼻汁（＋・－）、頭痛（＋・－）
／	体温：　　℃、咳（＋・－） 鼻汁（＋・－）、頭痛（＋・－）	／	体温：　　℃、咳（＋・－） 鼻汁（＋・－）、頭痛（＋・－）
／	体温：　　℃、咳（＋・－） 鼻汁（＋・－）、頭痛（＋・－）	／	体温：　　℃、咳（＋・－） 鼻汁（＋・－）、頭痛（＋・－）
／	体温：　　℃、咳（＋・－） 鼻汁（＋・－）、頭痛（＋・－）	／	体温：　　℃、咳（＋・－） 鼻汁（＋・－）、頭痛（＋・－）
／	体温：　　℃、咳（＋・－） 鼻汁（＋・－）、頭痛（＋・－）	／	体温：　　℃、咳（＋・－） 鼻汁（＋・－）、頭痛（＋・－）

健康自己管理表

※　体温計を準備し、体調が悪いと感じるときに、自己の健康をチェックしましょう。
※　体調不良の場合、指導者の先生と相談し、早期に治療しましょう。

(保険証も準備しておくようにしましょう)

氏名＿＿＿＿＿＿＿＿＿＿＿

症状群	A：異常なし	B：鼻水	C：鼻閉	D：咽頭痛	E：咳	F：息苦しさ	G：下痢
	H：吐き気	I：嘔吐	J：頭痛	K：寒気	L：倦怠感	M：その他	

日付	／	／	／	／	／	／	／
時間	時	時	時	時	時	時	時
体温	℃	℃	℃	℃	℃	℃	℃
症状							
睡眠時間							
行動記録							

日付	／	／	／	／	／	／	／
時間	時	時	時	時	時	時	時
体温	℃	℃	℃	℃	℃	℃	℃
症状							
睡眠時間							
行動記録							

日付	／	／	／	／	／	／	／
時間	時	時	時	時	時	時	時
体温	℃	℃	℃	℃	℃	℃	℃
症状							
睡眠時間							
行動記録							

日本医療科学大学 保健医療学部

$\dfrac{a}{b}$

図 2.
「健康自己管理表」
　　a：体温記録のほか，「咳」「鼻汁」「頭痛」の有無をチェックする.
　　b：COVID-19 以降は，「咽頭痛」「息苦しさ」「倦怠感」などの症状を追加したものを使用している.

喀痰吸引の方法と感染予防の一環としての「手洗い」「手袋・ガウンの着脱」などについて講義による知識を身につけるよう取り組んでいる.

3）神経障害評価学演習(2 年後期)

本科目は，前期の「神経障害評価学」で学んだ知識をもとに，評価実技を行い，体験することを目的としている．したがって，「神経障害評価学」と同様に「嚥下障害」を体験する関連事項として，喀痰吸引の際に実施すべき「手洗い」の再学習・体験とともに，実際に「手袋」「ガウン」の着脱について体験している．特に「手袋」では，「滅菌手袋」の取り扱いを想定した着脱をするよう取り組んでいる.

2．COVID-19 を意識して教授した内容
1）基礎ゼミ(1 年前期)

「手洗い」の実施の際に，人と人の距離を一定程度に保つことを目的として，床にテープを貼ることで間隔の目安とした(**図 1-b**)．「健康自己管理表」の書式を改め，COVID-19 感染の症状である「咽頭痛」「息苦しさ」「倦怠感」などを追記した．また，睡眠時間とともに「行動記録」として人混みなどの感染しやすい場所や「三密」になりやすい環境になっていたのかなどをチェックできるようにして，濃厚接触者等にあたらないかの情報を収集できるようにした(**図 2-b**).

また，厚生労働省の HP にある「院内感染対策について」[4]などを参考に，講義形式により「感染」に対する基本的知識を習得できるように努めた.

2）神経障害評価学(2 年前期)

「感染」という言葉を改めて学ぶことを意識して，「手洗い」，「手袋・ガウンの着脱」という行為だけではなく，臨床医学などの授業でも教授されていることを前提に繰り返して教授することとした．具体的には，「感染と感染予防」，「標準予防策」の説明を加えた．これにより，「なぜ，感染の予防に対する行動が必要か」を繰り返し認識するよう取り組んだ.

2023 年度は，基礎ゼミの内容に引き続いて厚生労働省の HP にある「院内感染対策について」[4]などを参考に，医療専門職としての意識を向上できるよう，かつ，感染に対して正しい知識と行動を取ることができるように，さらに取り組むことを予定している．また，「洗浄・消毒・滅菌」についての内容を加えて，作業療法の評価や治療で使用する器具に対する感染予防の意識を高めることも必要と考えている.

3）神経障害評価学演習(2 年後期)

引き続き，「神経障害評価学」で学ぶ内容を実際に体験できるように，特に作業療法で使用する機器の取り扱いについて経験できることを検討している.

学外実習前に行う感染対策への理解

本作業療法学専攻では，卒業までに見学実習Ⅰ・Ⅱ・Ⅲおよび評価実習，総合臨床実習Ⅰ・Ⅱを習得する(**表 2**)．学生は，それぞれの実習前にオリエンテーションとして，実習内容の説明を受けることとなっている.

1．従来からの学外実習前における指導内容

「作業療法士となるための基本的な態度」を身につけることを重要な到達目標と位置付けており，その一環として，施設内での院内感染予防対策の遵守などを説明してきた．特に，健康管理には十分に気をつけることとして，実習中も引き続いて「健康自己管理表」の記載を指導した.

2．COVID-19 を意識した指導内容

前述の通り，「健康自己管理表」の記載内容をCOVID-19 感染の症状を記載できるように修正するとともに，臨床実習施設からの依頼も多かったことから，実習開始2週間前からの「健康自己管理表」の記録を実習開始時に持参し，臨床実習指導者の確認を得るように指導している．加えて，「健康自己管理表」については変わらず実習中も記載するが，適宜，臨床実習指導者に報告するように指導している．このことで，臨床実習指導者も実習施設外での状態などを把握することができ，安心・安全に実習できる一助となっている.

また，NIMS アラート(**表 1**)は，大学として学生の行動について指導している状況などを実習施

表 2. 実習の科目名・履修年次・概要

実習科目名	履修年次	概　要
見学実習Ⅰ	1 年次・前期 （1 単位）	身体障害，高齢期障害，発達障害領域の病院や施設で， • 作業療法士の役割と業務，関連職種との連携について学ぶ. • 作業療法士としての基本的態度を確認し，行動できる.
見学実習Ⅱ	2 年次・後期 （1 単位）	精神障害領域の病院や施設で， • 作業療法士の役割と業務，関連職種との連携について学ぶ. • 作業療法士としての基本的態度を確認し，行動できる.
評価実習	3 年次・前期 （4 単位）	身体障害，高齢期障害領域の病院や施設で，臨床実習指導者の下で， • 診療チームの一員として基本的な態度と評価を実践できる. • 作業療法の臨床思考過程を説明し，作業療法計画を立案できる.
総合臨床実習Ⅰ	3 年次・後期 （8 単位）	身体障害・精神障害・発達障害領域の病院で，臨床実習指導者の下で， • 診療チームの一員として基本的な態度と評価と治療を実践できる.
総合臨床実習Ⅱ	4 年次・前期 （8 単位）	• 作業療法の臨床思考過程を説明し，作業療法計画を立案できる. 　※Ⅰ・Ⅱで異なる領域で実習する.
見学実習Ⅲ	4 年次・前期 （1 単位）	訪問リハビリテーションまたは通所リハビリテーションで， • 作業療法士の役割と業務，関連職種との連携について学ぶ. • 臨床実習指導者の下で，臨床思考過程を説明できる.

設・臨床実習指導者と事前の実習指導者会議などで情報交換する際に，理解しやすい目安となっている.

むすびに

以上，本作業療法学専攻における COVID-19 を意識した教育を概説した. 学生への教育にとっては，知識領域の基本的な理解とともに行動につなげることが必要不可欠である. また，作業療法士の養成教育課程では，学外での臨床実習が重要な位置づけとなっているために，従来からも学校養成施設と実習施設の連携は重要であった. 今回のCOVID-19 の感染に対する社会的な状況から，学校養成施設と実習施設との連携は学習内容に加えて，感染対策などのより多くの点で共通理解の必要性がより求められる結果になった. この点では，臨床実習指導者会議などでの本学・作業療法学専攻の感染対策や NIMS アラートなどを用いた情報共有は有効であったと考えている.

しかし，その一方で，実習期間前に受け入れの中止が相次ぐなど，学生の学習の機会が大きく制限されたことも事実である. 今後，このような事態を望む者はいないが，作業療法士としての養成教育から資格を取った後への生涯教育へと続く一貫した教育体制の充実という観点からも，学校養成施設と臨床実習施設の今まで以上の連携体制の構築が必要である.

稚拙な本稿が，今後の学校養成施設と臨床実習施設との架け橋の一助になれば幸いである.

謝　辞

本作業療法学の専攻長，本田豊先生はじめ徳永千尋先生，西田典史先生，田島一美先生，荻山泰地先生には，本稿の執筆にあたり多くのご指導，資料の提供などをいただきましたことに感謝申し上げます.

文　献

1) 田代大祐ほか：COVID-19 感染拡大が作業療法士の新人教育へ与えた影響. 作業療法教育研究，**22**(1)：26-33，2022.
　Summary　COVID-19 感染拡大により，臨床実習の経験が少ない新卒者に対しては，新人教育の内容を拡充した施設での指導者の主観的教育成果が高かった.
2) 荻山泰地ほか：COVID-19 の影響による臨床実習中止に伴う学内実習の取り組み―Web 会議システム Zoom を用いたオンライン臨床指導―. 第30回埼玉県作業療法学会抄録集，24，2021.
　Summary　代替えとなった学内演習の学生でも，オンラインによる臨床実習指導者から指導は実践現場を理解するための有効な手段であった.
3) 白戸亮吉ほか：大学職域接種における COVID-19 ワクチン 3 回接種後にみられた症状についての調査. 医と生物（Medical and Biology），**163**(1)：1-5，2023.

Summary 接種3回目後では「痛み」「倦怠感」などが多かったが，6日目には症状は軽快した．3回目は，1・2回目より筋肉痛と腹痛の出現頻度が少なかった．

4）厚生労働省：院内感染対策について．
〔https://www.mhlw.go.jp/stf/newpage_21747.
html〕，2023年3月27日access

運動器臨床解剖学

好評

―チーム秋田の「メゾ解剖学」基本講座―

編集 東京医科歯科大学
秋田恵一　二村昭元

2020年5月発行　B5判　186頁
定価5,940円（本体5,400円＋税）

マクロよりも詳しく、ミクロよりもわかりやすく！
「関節鏡視下手術時代に必要なメゾ（中間の）解剖学」

肩、肘、手、股、膝、足を中心に、今までの解剖学の「通説」を覆す新しい知見をまとめた本書。
解剖学を学ぶ方のみならず、運動器を扱うすべての方必読です‼

目次

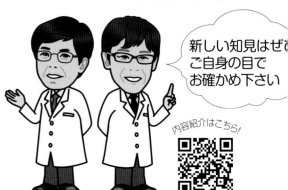

新しい知見はぜひご自身の目でお確かめ下さい

内容紹介はこちら！

全日本病院出版会　〒113-0033 東京都文京区本郷3-16-4　Tel：03-5689-5989
www.zenniti.com　Fax：03-5689-8030

第29回日本摂食嚥下リハビリテーション学会学術大会

H　　P：https://www.mediproduce.com/jsdr29/
会　期：2023年9月2日(土)，3日(日)
会　場：パシフィコ横浜ノース
　　　　〒220-0012　神奈川県横浜市西区みなとみらい1-1-1
　　　　https://www.pacifico.co.jp/visitor/floorguide/tabid/679/Default.aspx
開催方式：現地開催　ならびに　オンデマンド配信(ただし，全講演ではございません．)
　　　　※一部LIVE配信もございます．
テーマ：摂食嚥下リハビリテーションと多様性
会　長：芳賀　信彦(はが　のぶひこ)
　　　　東京大学大学院医学系研究科　リハビリテーション医学分野　前教授
　　　　国立障害者リハビリテーションセンター　自立支援局長

一般演題募集期間　WEBサイトをご覧ください．
https://www.mediproduce.com/jsdr29/contents/endai.html

一般演題募集ページ

学術大会　運営事務局：
第29回日本摂食嚥下リハビリテーション学会 学術大会
運営事務局　担当：奥村 玲・高橋 滉太・小池 えり子・久保田 恵里
29jsdr@mediproduce.com
150-6090　東京都渋谷区恵比寿4-20-4
恵比寿ガーデンプレイス グラススクエア PORTAL POINT Ebisu #B5
Phone：03-6456-4018(平日10：00〜18：00)
FAX：03-6456-4025

第5回日本運動器SHOCK WAVE研究会学術集会 SHOCK WAVE JAPAN 2023

日　時：2023年9月24日(日)9：30〜17：00
大会長：岩堀裕介(医療法人三仁会 あさひ病院 スポーツ医学・関節センター)
会　場：大崎ブライトコアホール
　　　　〒141-0001 東京都品川区北品川5丁目5-15
　　　　大崎ブライトコア3F
テーマ：ESWTの更なる臨床応用を目指して
オンデマンド配信期間：2023年10月5日(木)正午〜10月22日(日)23：59　※予定
開催形式：集会形式＋オンデマンド配信
定　員：約300名(会場)
・新型コロナウイルス感染症の状況をみて最終収容人数を決定します
・オンデマンド配信の視聴者数に定員は設けません
参加費：医師：10,000円　　コメディカル：4,000円
・本セミナーの参加費には日本運動器SHOCK WAVE研究会の年会費が含まれます．
・本セミナーに参加いただきますと，自動的に1年間研究会会員として登録されます．
・オンデマンド配信視聴のみの場合も参加費は変わりません．
主　催：日本運動器SHOCK WAVE研究会
ホームページ：http://josst.org/
参加申し込み方法：研究会ホームページより事前参加登録をお願いいたします．
　　　　https://k-convention.net/entry/josst2023/
※オンラインでの登録のみとなります．
　事前登録が無い場合，当日ご来場いただいてもご参加いただけません．
※「配信視聴のみ」を選択された場合，当日ご来場いただいてもご参加いただくことはできません．

お問い合わせ：下記研究会事務局メールアドレスへお問い合わせください．
josst201664@gmail.com

第39回日本義肢装具学会学術大会

会　期：令和5年10月28日(土)〜10月29日(日)
大会長：花山耕三(川崎医科大学リハビリテーション医学 教授)
会　場：岡山コンベンションセンター，岡山県医師会館
テーマ：多職種が関わる義肢・装具
問い合わせ：第39回日本義肢装具学会学術大会　運営事務局
　　　　株式会社JTBコミュニケーションデザイン事業共創部　コンベンション第二事業局内
　　　　〒541-0056　大阪市中央区久太郎町2-1-25
　　　　JTBビル8F
E-mail：jspo_39@jtbcom.co.jp
詳細は学術大会ホームページをご覧ください。
https://convention.jtbcom.co.jp/jspo39/

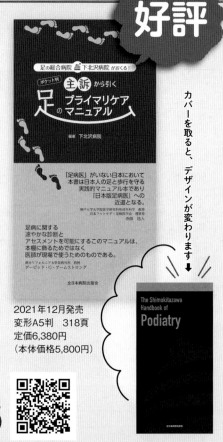

FAX による注文・住所変更届け

改定：2015 年 1 月

　毎度ご購読いただきましてありがとうございます.

　読者の皆様方に小社の本をより確実にお届けさせていただくために，FAX でのご注文・住所変更届けを受けつけております．この機会に是非ご利用ください.

◇ご利用方法

　FAX 専用注文書・住所変更届けは，そのまま切り離して FAX 用紙としてご利用ください．また，注文の場合手続き終了後，ご購入商品と郵便振替用紙を同封してお送りいたします．**代金が 5,000 円をこえる場合，代金引換便とさせて頂きます**．その他，申し込み・変更届けの方法は電話，郵便はがきも同様です.

◇代金引換について

　本の代金が 5,000 円をこえる場合，代金引換とさせて頂きます．配達員が商品をお届けした際に，現金またはクレジットカード・デビットカードにて代金を配達員にお支払い下さい(本の代金＋消費税＋送料)．（※年間定期購読と同時に 5,000 円をこえるご注文を頂いた場合は代金引換とはなりません．郵便振替用紙を同封して発送いたします．代金後払いという形になります．送料は定期購読を含むご注文の場合は頂きません）

◇年間定期購読のお申し込みについて

　年間定期購読は，1 年分を前金で頂いておりますため，代金引換とはなりません．郵便振替用紙を本と同封または別送いたします．送料無料，また何月号からでもお申込み頂けます.

　毎年末，次年度定期購読のご案内をお送りいたしますので，定期購読更新のお手間が非常に少なく済みます.

◇住所変更届けについて

　年間購読をお申し込みされております方は，その期間中お届け先が変更します際，必ずご連絡下さいますようよろしくお願い致します.

◇取消，変更について

　取消，変更につきましては，お早めに FAX，お電話でお知らせ下さい.

　返品は，原則として受けつけておりませんが，返品の場合の郵送料はお客様負担とさせていただきます．その際は必ず小社へご連絡ください.

◇ご送本について

　ご送本につきましては，ご注文がありましてから約 1 週間前後とみていただきたいと思います．お急ぎの方は，ご注文の際にその旨をご記入ください．至急送らせていただきます．2〜3 日でお手元に届くように手配いたします.

◇個人情報の利用目的

　お客様から収集させていただいた個人情報，ご注文情報は本サービスを提供する目的(本の発送，ご注文内容の確認，問い合わせに対しての回答等)以外には利用することはございません.

　その他，ご不明な点は小社までご連絡ください.

株式会社　全日本病院出版会

〒113-0033 東京都文京区本郷 3-16-4-7 F
電話 03(5689)5989　FAX03(5689)8030　郵便振替口座 00160-9-58753

FAX 専用注文書

ご購入される書籍・雑誌名に〇印と冊数をご記入ください

5,000 円以上代金引換

〇	書 籍 名	定価	冊数
	睡眠環境学入門	¥3,850	
	AKO 手術における私の工夫［Web 動画付き］	¥7,480	
	健康・医療・福祉のための睡眠検定ハンドブック up to date	¥4,950	
	輝生会がおくる！リハビリテーションチーム研修テキスト	¥3,850	
	ポケット判　主訴から引く足のプライマリケアマニュアル	¥6,380	
	まず知っておきたい！がん治療のお金，医療サービス事典	¥2,200	
	カラーアトラス　爪の診療実践ガイド　改訂第 2 版	¥7,920	
	明日の足診療シリーズ I 足の変性疾患・後天性変形の診かた	¥9,350	
	運動器臨床解剖学―チーム秋田の「メゾ解剖学」基本講座―	¥5,940	
	ストレスチェック時代の睡眠・生活リズム改善実践マニュアル	¥3,630	
	超実践！がん患者に必要な口腔ケア	¥4,290	
	足関節ねんざ症候群―足くびのねんざを正しく理解する書―	¥5,500	
	読めばわかる！臨床不眠治療―睡眠専門医が伝授する不眠の知識―	¥3,300	
	骨折治療基本手技アトラス―押さえておきたい 10 のプロジェクト―	¥16,500	
	足育学　外来でみるフットケア・フットヘルスウェア	¥7,700	
	四季を楽しむビジュアル嚥下食レシピ	¥3,960	
	病院と在宅をつなぐ 脳神経内科の摂食嚥下障害―病態理解と専門職の視点―	¥4,950	
	睡眠からみた認知症診療ハンドブック―早期診断と多角的治療アプローチ―	¥3,850	
	肘実践講座　よくわかる野球肘　肘の内側部障害―病態と対応―	¥9,350	
	医療・看護・介護で役立つ嚥下治療エッセンスノート	¥3,630	
	こどものスポーツ外来―親もナットク！このケア・この説明―	¥7,040	
	野球ヒジ診療ハンドブック―肘の診断から治療，検診まで―	¥3,960	
	見逃さない！骨・軟部腫瘍外科画像アトラス	¥6,600	
	肘実践講座　よくわかる野球肘　離断性骨軟骨炎	¥8,250	
	これでわかる！スポーツ損傷超音波診断 肩・肘＋α	¥5,060	
	達人が教える外傷骨折治療	¥8,800	

バックナンバー申込（※ 特集タイトルはバックナンバー 一覧をご参照ください）

❀メディカルリハビリテーション（No）

No_____　　No_____　　No_____　　No_____　　No_____

No_____　　No_____　　No_____　　No_____　　No_____

❀オルソペディクス（Vol/No）

Vol/No_____　Vol/No_____　Vol/No_____　Vol/No_____　Vol/No_____

年間定期購読申込

❀メディカルリハビリテーション　　　　　　No.　　　　　　から

❀オルソペディクス　　　　　　Vol.　　　No.　　　から

TEL：　　（　　　）　　　　　　FAX：　　（　　　）

ご住所　〒

フリガナ

お名前　　　　　　　　　　　　　　　　要捺印　　診療科目

FAX 03-5689-8030 全日本病院出版会行

年　　月　　日

住 所 変 更 届 け

お 名 前	フリガナ	
お客様番号		毎回お送りしています封筒のお名前の右上に印字されております8ケタの番号をご記入下さい。
新お届け先	〒　　　　都 道 　　　　　　府 県	
新電話番号	（　　　　　）	
変更日付	年　　月　　日より	月号より
旧お届け先	〒	

※ 年間購読を注文されております雑誌・書籍名に✓を付けて下さい。

☐ Monthly Book Orthopaedics（月刊誌）

☐ Monthly Book Derma.（月刊誌）

☐ Monthly Book Medical Rehabilitation（月刊誌）

☐ Monthly Book ENTONI（月刊誌）

☐ PEPARS（月刊誌）

☐ Monthly Book OCULISTA（月刊誌）

研修医・臨床検査技師のための

乳腺・甲状腺 検査の手引き

専門病院 相良病院 × 伊藤病院 がおくる検査の実際

監修
伊藤公一・相良吉昭

編集
金光秀一・北川 亘

編著
宮﨑直子・持冨ゆかり

乳がん専門 相良病院 と
甲状腺専門 伊藤病院 の

コラボが実現！

乳腺や甲状腺疾患の臨床検査に必要な知識、
検査値の診かたなど、専門病院の考え方とともに詳述いたしました。
臨床検査に携わる方はもちろん、先生方の学びにもお役立てください。

2023 年 5 月発行　B5 判 254 頁　定価 4,950 円（本体価格 4,500 円＋税）

詳しくはこちら！

CONTENTS

全日本病院出版会

〒113-0033 東京都文京区本郷 3-16-4　Tel：03-5689-5989
www.zenniti.com　Fax：03-5689-8030

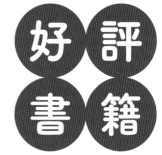
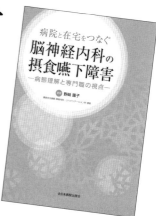

2022-2023
日本医書出版協会・認定書店一覧

日本医書出版協会では下記書店を医学書の専門店・販売店として認定しております。本協会認定証のある書店では，医学・看護書に関する専門的知識をもった経験豊かな係員が皆様のご購入に際して，ご相談やお問い合わせに応えさせていただきます。

また正確で新しい情報を常にキャッチし，見やすい商品構成などにも心がけて皆様をお迎えいたします。医学書・看護書をご購入の際は，お気軽に，安心して認定店をご利用賜りますようご案内申し上げます。

■ 認定医学書専門店

*医学書専門店の全店舗(本・支店, 営業所, 外商部)が認定店です。

北海道	東京堂書店	東 京	文光堂書店	静 岡	ガリバー	広 島	井上書店
	昭和書房		医学堂書店		吉見書店	山 口	井上書店
岩 手	東山堂		稲垣書店		谷島屋	香 川	宮脇書店
宮 城	アイエ書店		文進堂書店	三 重	ワニコ書店	愛 媛	新丸三書店
福 島	岩瀬書店	神奈川	鈴文堂	京 都	辻井書院	高 知	金高堂書店
山 形	髙陽堂書店	富 山	中田図書販売	大 阪	関西医書	徳 島	久米書店
栃 木	廣川書店	福 井	勝木書店		ワニコ書店	福 岡	九州神陵文庫
	大学書房	長 野	明倫堂書店	兵 庫	神陵文庫	熊 本	金龍堂
群 馬	廣川書店	新 潟	考古堂書店	奈 良	奈良栗田書店	宮 崎	田中図書販売
千 葉	志学書店		西村書店	島 根	島根井上書店	沖 縄	琉球光和考文堂
埼 玉	佃文教堂	愛 知	大竹書店	岡 山	泰山堂書店		

■ 認定医学書販売店

北海道	丸善雄松堂 ・札幌営業部	東 京	丸善雄松堂 ・東京営業第一統括部	石 川	明文堂書店 ・金沢ビーンズ
	紀伊國屋書店 ・札幌本店		丸善 ・丸の内本店	京 都	大垣書店 ・イオンモールKYOTO店
宮 城	丸善雄松堂 ・仙台営業部		オリオン書房 ・ノルテ店	大 阪	紀伊國屋書店 ・梅田本店 ・グランフロント大阪店
	丸善 ・仙台アエル店	神奈川	有隣堂 ・本店医学書センター ・第二営業部 書籍営業課 ・医学書センター北里大学病院店 ・横浜駅西口店医学書センター		ジュンク堂書店 ・大阪本店
茨 城	ACADEMIA ・イーアスつくば店				MARUZEN&ジュンク堂書店 ・梅田店
東 京	三省堂書店 ・神保町本店		丸善 ・ラゾーナ川崎店	福 岡	丸善雄松堂 ・福岡営業部
	ジュンク堂書店 ・池袋本店	愛 知	丸善雄松堂 ・名古屋営業部		ジュンク堂書店 ・福岡店
	紀伊國屋書店 ・新宿本店新宿医書センター		三省堂書店 ・名古屋本店	沖 縄	ジュンク堂書店 ・那覇店

2023.02作成

 JMPA japan medical publishers association

一般社団法人
日本医書出版協会
https://www.medbooks.or.jp/

〒113-0033
東京都文京区本郷5-1-13 KSビル7F
TEL (03)3818-0160　　FAX (03)3818-0159

MEDICAL REHABILITATION

バックナンバー一覧

各号定価 2,750 円(本体 2,500 円＋税)，(増刊・増大号を除く)
在庫僅少品もございます．品切の場合はご容赦ください．
(2023 年 6 月現在)

掲載されていないバックナンバーにつきまし
ては，弊社ホームページ(www.zenniti.com)
をご覧下さい．

2023 年　年間購読　受付中！
年間購読料　40,150 円(消費税込)(送料弊社負担)
(通常号 11 冊＋増大号 1 冊＋増刊号 1 冊：合計 13 冊)

click

| 全日本病院出版会 | 検　索 |

Monthly Book Medical Rehabilitation　No.290

2023年7月15日発行(毎月1回15日発行)
定価は表紙に表示してあります.

Printed in Japan

発行者　　末　定　広　光
発行所　　株式会社　全日本病院出版会
〒 113-0033 東京都文京区本郷3丁目16番4号7階
　　　　電話 (03) 5689-5989　Fax (03) 5689-8030
　　　　郵便振替口座 00160-9-58753

印刷・製本　三報社印刷株式会社　　　電話 (03)3637-0005
広告取扱店　**株式会社文京メディカル**　電話 (03)3817-8036